患者急変
対応コース
for Nurses
ガイドブック

●監修
日本医療教授システム学会
●編著
池上敬一(獨協医科大学越谷病院救命救急センター)
浅香えみ子(獨協医科大学越谷病院看護部)

中山書店

●日本医療教授システム学会コース開発委員会

KIDUKIコース開発チーム

池上	敬一	獨協医科大学越谷病院救命救急センター長 救急医療科教授
浅香	えみ子	獨協医科大学越谷病院看護副部長 救急看護認定看護師
荒井	直美	国家公務員共済組合連合会シミュレーション・ラボセンターマネージャー
岩本	由美	呉大学看護学部准教授
劔持	功	東海大学病院高度救命救急センター師長
山﨑	早苗	東海大学病院高度救命救急センター主任 救急看護認定看護師
和平	正子	東海大学病院高度救命救急センター主任 救急看護認定看護師
黒田	啓子	東海大学病院高度救命救急センター副主任 救急看護認定看護師
佐野	成美	東海大学病院高度救命救急センター副主任 救急看護認定看護師
横山	美穂	東海大学病院高度救命救急センター副主任 集中ケア認定看護師
峯山	幸子	東海大学病院高度救命救急センター副主任 救急看護認定看護師
瀬川	久江	大阪府看護協会救急看護認定看護師教育課程 救急看護認定看護師

アドバイザー

鈴木　克明　熊本大学大学院教授システム学専攻教授

KIDUKIラーニングシステムアドバイザー

喜多　敏博　熊本大学eラーニング推進機構教授

はじめに

「患者急変対応コース for Nurses」は，従来からある急変時の蘇生を学ぶコースではありません．患者さんの命の番人として，患者さんを瀕死の状態にさらす前に対応する方法を習得する，今までにない学習を提供します．

この学習のエッセンスは，看護師の第六感とされる経験知を一定のシステムを介して，すべての看護師が，患者さんが急変する前に状態変化をキャッチし迅速な対応ができるようになることです．

どのように患者さんの状態変化をキャッチするのか…．このことを学習するためには，一定の観察のポイントと方法を知り，さらにそれを実践で体験することが必要です．自分自身の力で急変を見抜き，迅速な対応につなげるスキルを習得すること，それが「患者急変対応コース for Nurses」の目的です．

このコースガイドブックには，実際のコースで用いられる基本的知識，観察のポイント・方法，迅速な対処に必要な知識・スキルがまとめられています．いつ急変に遭遇するかも知れない医療従事者が日常業務の中で必ず体験する「あれっ!?　何か変だ」を活かすためのエッセンスがまとまっています．

院内の多くの看護師がこのコースを受講し，本書を活用することで，いつ，どこで急変が起きても，良好なコミュニケーションに基づくチーム医療により，患者さんの生命危機を回避する自信を得ていただくことを願っています．

2008 年 10 月

池上敬一，浅香えみ子

CONTENTS

はじめに …………………………………………………… iii
このガイドブックの使い方 ………………………………… vi
「KIDUKI ラーニングシステム」について ……………… viii

① イントロダクション — 1

「患者急変」と「迅速対応態勢」……………………… 2
院内における有害事象と予期せぬ死亡 ……………… 8
院内救急体制と迅速対応態勢 ………………………… 10

② 患者急変時の看護師の役割
「患者急変対応コース for Nurses」のコンセプト — 25

急変とは ……………………………………………… 26
看護師の目指す急変対応 …………………………… 26
「気付き」……………………………………………… 29
コミュニケーション・スキル ………………………… 29

③ 必要な知識 — 31

予期せぬ死亡とその前兆 …………………………… 34
キラーシンプトム …………………………………… 39
 呼吸の異常 ………………………………………… 39
 ショック（末梢循環の異常）……………………… 41
 外見と意識の異常 ………………………………… 42
迅速評価 ……………………………………………… 44
一次評価 ……………………………………………… 48
二次評価 ……………………………………………… 52

④ 必要なスキル — 55

急変時の通報・報告と応援到着までの処置 ………… 56

	急変時の第一報・通報の仕方	56
	応援が到着するまでに行う救急処置	58
基本的なチームコミュニケーション		61
	コミュニケーションのルール	61
	明確な役割分担	65
基本的な記録のしかた		66

⑤ コースの概要 — 69

- コースの意義 …… 70
- 受講にあたって …… 74
  - 学習のポイント …… 74
  - コースの学習目標 …… 76
  - コースを受講する前提条件 …… 77
  - コースを終了する基準 …… 77
  - 事前学習 …… 78
- コースの進め方 …… 80
  - オリエンテーション …… 80
  - 気付きセッション …… 81
  - チームアプローチセッション …… 82
  - コーススケジュール例 …… 83

⑥ ケースシナリオにチャレンジ — 85

付 「患者急変対応コース for Nurses」における学習と
インストラクションへの指針 …… 92

- キラーシンプトムの気付きのための
  インストラクション …… 98

参考図書 …… 100

索引 …… 101

このガイドブックの使い方

臨床デビュー・夜勤デビューの方へ

　はじめて臨床にデビューする方は，基礎教育では学ばない，臨床実践の観察方法と基本的な対処方法を学ぶことができます．「必要な知識」と「必要なスキル」の2項目がその内容に該当します．

　急変に遭遇する可能性が高くなる夜勤・当直に入る方は，自分で患者さんの状態を判断するときに迷うことがあります．急変時は迷っている暇がありません．この患者急変対応の手順を知っておくことで，患者さんの状態変化を見逃さずにすみます．「必要な知識」と「必要なスキル」を学習し，「ケースシナリオでチャレンジ」で様々なケースをイメージの中でアセスメントする練習をしてみましょう．実際に経験したケースを思い起こして，ガイドブックのポイントと照らし合わせてみることにより最も効果的に学習できます．

「患者急変対応コース for Nurses」を受講される方へ

　このコースガイドブックでは，自己学習でも上記のような活用ができます．もっとも効果的なのは，コースのシミュレーション学習で模擬体験をし，確実なスキルに高めることです．

　患者急変対応時の看護師の役割を確実に習得するために，コースを受講する方は，コース受講の事前学習課題としてこのコースガイドブックを学習してください．コース

受講後は，ガイドブックのポイントを振り返ることで再学習が可能になり，日常業務とリンクすることによってより確実なスキルに高めることになります．コース受講を予定される方はこのガイドブックの全体を事前に学習していただくことが必要です．本文中の強調部分は特に覚えていただきたいポイントです．

教育担当の方へ

急変時対応の施設内研修として，救急蘇生のトレーニングが多く行われています．しかし，看護師の職務特性を生かした急変対応は，状態の変化への「気付き」に始まり，迅速な対処（初動）の開始です．「いざというとき，迅速な初動が開始できるか？」これは医療安全のためにも重要です．

この学習を教育できる人材のニーズは高いですが，誰もができるものではありません．このコースの内容は，従来は教えられることではなく，臨床の場でドキドキしながら不安な実践を繰り返して体得するものとされてきたわけです．経験を語るだけでは教育効果（急変時対応が適切にできるようになる）はあがりません．

このガイドブックは急変対応の実践のポイントがまとめられていますが，どのように教授すべきかについては触れていません．このコースのポイントを学習者の経験と知識の中で有機的に統合させるためには，そのためのインストラクションが必要になります（インストラクション法を学ぶためのインストラクターコースを適宜開催します）．この「患者急変対応コース for Nurses」の受講者の中からインストラクションを学ぶコース（インストラクターコース）にステップアップをすることを期待します．

「KIDUKIラーニングシステム」について

　「患者急変対応コース for Nurses」(略称「KIDUKI (気付き) コース」) は，看護師が看護師のために開発したコースです．「看護師」に焦点を当てた理由は，本来，看護師は患者の安全を確保しその生命を護る役割を担っていることと，患者急変の第一発見者は24時間患者のベッドサイドにいる看護師の可能性が高いことにあります．そして「患者急変対応コース for Nurses」では，急変対応の最初のステップである急変に対する「感性」(このコースでは「気付き」) を意図的に学習する教材とインストラクションが必要と考えました．

　本コース開発のコンセプトは蘇生スキルではなく急変に対する「気付き」(早期発見) 能力の習得に重点を置く，急変に対する初動の訓練としてまず mental change (思考回路の導入と定着)，次に behavioral change (行動の変容の導入と定着) を促す，チームダイナミクス (コミュニケーションを含む) の訓練を導入することです．これらのコンセプトを実現するために，教授システム学とインストラクターコンピテンシーを応用し，学習用教材としてこのガイドブックを，またインストラクター用教材としてコース DVD とインストラクションガイドを用意しました．

　本コースは上述した教材以外に，インストラクター (ファシリテーター) による face-to-face の学習，および e-learning による事前学習と発展学習を展開したいと考えています．計画している学習システムは，ガイドブックによる自己学習，e-learning による事前学習の到達度確認，院内 (またはオープン) コース受講，コース受講後の e-learning による発展学習と院内継続コースでの学習成果の強化から構成されます．これは私たち日本医療教授システム学会 (JSISH) が考える医療教授システムの一例で，本コースでは「KIDUKI ラーニングシステム」と呼ぶことができます．ラーニングシステム構築の第一歩として，本コースのインストラクターコースを逐次開催する予定ですが詳細については JSISH の Web サイト (http://www.asas.or.jp/jsish/) をご覧ください．KIDUKI ラーニングシステムを構築し，多くの病院および看護教育機関でこのラーニングシステムが利用できるよう皆さまのご理解とご支援をお願いいたします．

1

イントロダクション

1 イントロダクション

「患者急変」と「迅速対応態勢」

- 「患者急変」はいつでも，どこでも起こりうる緊急事態で，その場に居合わせた人はなんらかの対応を余儀なくされます．そして急変した患者のアウトカムは，**「対応」の質（急変への気付きとそのタイミング，応援の有無，対応のスピード，円滑で適切な処置）**により大きく左右されます．

- 急変への気付きが早くかつ一連の対応がうまくいけば，状態の悪化を食い止め回復することができるでしょうし，逆に急変に気付くのが遅れ適切な処置ができなければ患者は死に至るでしょう．このことを病院内のケースシナリオで考えてみましょう．

「患者急変」と「迅速対応態勢」

ケースシナリオ ①

　ここはA市民病院の内科病棟．76歳の山田さん（男性）は今日の午後，糖尿病の検査目的で個室に入院しました．あなたは新卒の看護師で今日がはじめての準夜勤です．入職時には座学でオリエンテーションを受け，AEDの使い方と一次救命処置について講義を受けました．

　申し送りでは，山田さんは入院の荷物を運んだせいか左肩がやや重い感じがすると言っていたこと以外，変わった様子はなかったとのことでした．バイタルサインにもとくに異常はなく，入院時の血圧は140/85 mmHgで普段どおりでした．午後7時になり，あなたは検温のため山田さんの部屋のドアをノックしました．

　「どうぞ」という山田さんの返事があり，あなたは部屋に入り山田さんのほうを見ます．山田さんはなんとなくさえない表情で，ベッド上に座っています．ちょっと前かがみになり，左肩のあたりを右手で揉みほぐしています．あなたは血圧計を巻きながら話しかけます．「何か変わったことはありませんか？」と質問すると，「肩の重い感じがとれなくて…」とのことでした．血圧は100/60 mmHgで，脈拍を測ろうと山田さんの腕に触ったところ少し冷たい感じがしました．脈拍は60回/分，呼吸は20回/分でした．あなたは自分で収集した患者情報を整理し，「呼吸は速いけど受け答えはしっかりしているし，たぶん大丈夫だろう」

と考えました．ナースステーションに戻り記録しながら「きっと大丈夫だろう」と繰り返し自分を納得させようとしますが，何か引っかかります．「もう一度様子をみておこう」と思い，午後9時に山田さんの部屋を再訪することにしました．

部屋のドアをノックしても中から返事がないのでドアを開け部屋へ入ります．電気はついたままで山田さんのいびきが聞こえてきます．「寝ているのかな？」と思いながらベッドに近づくと，山田さんは毛布をはだけ右手はベッドから力なく垂れています．山田さんはうっすら目を開けていますが，あなたのほうは見ていません．顔色は悪く，汗を

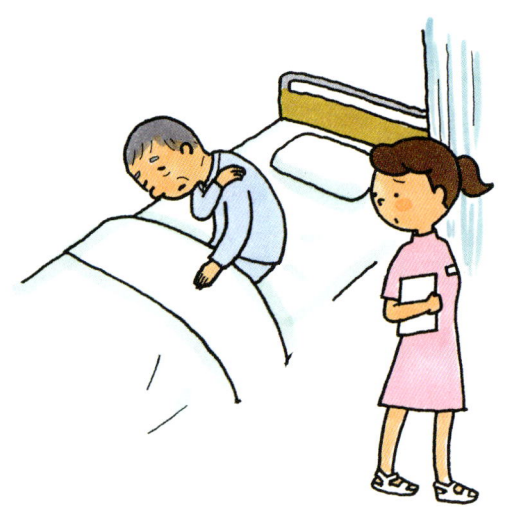

かいています．「山田さん」と呼びかけても返事はありません．さらに「山田さん！」と呼びかけながら肩をゆすっても反応がありません．短いいびきのような音が聞こえるので呼吸はしていると思い，血圧を測定しようとしますがうまく測定できません．数回試みても測定できないのでナースステーションに戻り，先輩看護師に「山田さんの様子がおかしい」と報告します．

　部屋に戻るといびきの音が聞こえなくなっています．先輩看護師が「急変だ！」と慌てだし，あなたは次にどうしらよいのかわからなくなります．先輩看護師は急いでステーションに戻り，何度か内線電話をかけやっと担当医師につながり報告します．「病棟の山田さんが急変しました！早く来てください」，（担当医師）「……」，「どうしたのかって聞かれても，とにかく急変なんです！早く来てください！」と伝え電話を切ってしまいます．先輩看護師はあなたに救急カートを取ってくるよう指示し，部屋に戻り鼻カニューラで酸素投与を開始します．あなたは救急カートを取りに行きますが，頭の中は真っ白で次に何をすればいいのか考えられずとても不安です…．

● あなたはこのようなケースに遭遇した経験，またはこのようなケースの話を聞いたことはありますか？　そのときうまく行動できましたか？　このケースのように重大な結果が予想される急変事例に遭遇することは実際には

少ないでしょうが，ヒヤリとすることは少なくないのではないでしょうか．

- このシナリオのケースは糖尿病の検査入院例ですが，これはクリニカルパスが適用される定型的な入院事例です．このようなケースで急変を予期することは実際にはないと考えられますが，現実には医療者も患者・家族も急変など起こるはずがないと思い込んでいる場合に「予期せぬ急変」や「死亡」が発生し，患者・家族はもちろん，急変対応に関わった医療者も深く傷つくことになります．

- 人間の能力は既有の知識と既得のスキルを繰り返し行う「ルーチン業務」に向いており，「いつもと違う状況」で「いつもと違う対応」を要求される場面，たとえば「患者急変」といった事態にうまく対応することは能力的に苦手なのです．

- そして人間が能力的に苦手な「非ルーチン業務」である患者急変に適切に対応できるようになるには，その訓練を繰り返し行わなければなりません．また現場での緊急的な急変対応（初動態勢）は，高度な緊急治療（advanced life support；ALS）ができるチーム（ALSチーム）に引き継ぎ，さらに現場で患者の状態を安定化したあとは患

者を集中治療室へ安全に移動し，高度な医療を継続することになります．これらは**「迅速対応態勢（rapid response system；RRS）」**としてまとめることができます．

- 医療の現場で患者の急変に遭遇したり，その前兆に最初に気付くのは看護師の場合が多いと考えられますが，患者急変による死亡を防ぐには看護師の**「何か変だ」という気付きに始まる急変の前兆に対する初動態勢の質がきわめて重要**になります．

- この「患者急変対応コース for Nurses」は看護師の急変の前兆に対する気付き能力を向上し，迅速対応の初動を円滑に実施できるようになるための訓練として開発されたコースです．

- 多くの看護師にとって「患者急変対応」は「非ルーチン業務」であり，誰もが苦手とするタスクです．そして「苦手」を克服し，いざというとき患者を死の危険からまもり切るためには，適切な患者急変対応に不可欠な思考と行動を繰り返し訓練する必要があります．

1 イントロダクション

院内における有害事象と予期せぬ死亡

- 院内で発生する死亡は大きく「**予期できる死亡**」と「**予期せぬ死亡**」に分けることができます．前者は原疾患の進行度（ガンなど）や重症度（敗血症など）が医療によっても回復が見込めない病態における死亡で，後者は「原疾患によるものではなく医療行為によって起こった死亡」（有害事象による死亡），あるいは「原疾患の治療目的の入院中に偶然に発症した心筋梗塞や脳卒中による死亡」になります．

- **有害事象の発生率と死亡**についてはいくつかのデータがありますが，これを表1にまとめました．有害事象の発生率は3〜17％で，病気の治療を目的に入院してきた患者が，医療行為により入院期間の延長や退院後の後遺症，ひどい場合には死亡にさえ至る傷害を受けている実態がわかります．

- **有害事象の発生原因**は医療行為が不適切な場合（医療エラー）もありますが，薬剤の初回投与に伴うアナフィラキシーショックなどのように予測不能な場合もありま

表1 有害事象発生率の国際比較

調査を実施した国	対象病院と対象年度	入院件数	有害事象発生件数	有害事象発生率(%)
米国(ニューヨーク州)	急性期病院 (1984)	30,195	1,133	3.8%
米国(ユタ, コロラド州)	急性期病院 (1992)	14,565	475	3.2%
オーストラリア	急性期病院 (1992)	14,179	2,353	16.6%
英国	急性期病院 (1999-00)	1,014	119	11.7%
デンマーク	急性期病院 (1998)	1,097	176	9.0%
ニュージーランド	急性期医療 (1998)	6,579	849	12.9%
カナダ	急性期・地域病院 (2001)	3,720	279	7.5%

(WHO / World Alliance for Patient Safety "Forward Programme 2005")

す．医療者は患者の安全を確保しその生命を守るために，**有害事象や予期せぬ死亡を回避する迅速対応訓練を十分に受けておく必要があります**．

1 イントロダクション

院内救急体制と迅速対応態勢

- 医療は常に人の死という危険性を伴う不確実な行為であり,検査や治療では予期せぬ合併症が起こることは避けられません.「医療の不確実性」から患者をまもるためには,不測の事態に備えるシステムを院内に構築することと,患者急変が起こっても患者を死に至らしめることなく危機を回避できるよう,医療者の危機対応能力を教育・訓練により向上することが必要になります.

- 院内救急体制と迅速対応態勢について先ほどのケースシナリオに従って解説しましょう.

ケースシナリオ ❷

あなたは看護専門学校を卒業し,今年の4月からA市民病院の内科病棟に勤務する新卒の看護師で,今日が初めての準夜勤です.

A市民病院では新入職者を対象に実務につく前の教育・訓練コースを行っています.座学ではA市民病院の患者安全に対する取り組みの紹介があり,その中で院内救急体制

の概要を示す資料の配布（表2）とそれに基づいた説明がありました．院内救急体制は病院の特徴と資源に基づいて構築する必要があり，A市民病院では一般急性期病院であること，多くの診療科を有すること，臨床研修指定病院であることを考慮したシステムを導入しているということでした．

A市民病院の救急医療体制（表2）は，事前の準備（Plan），患者急変時は計画通りに「初動態勢」「ALS」「集中治療」からなる迅速対応態勢（RRS）を連携よく実施する（Do），そして急変事例は事後検証し（Check），必要に応じて改善する（Action）というPDCAサイクルを形成していることがよくわかりました．

新入職看護師を対象とした訓練コースとして，標準的な一次救命処置（basic life support；BLS）コースで成人・小児・乳児の心停止に対するCPR，AED使用法（成人・小児のみ）および窒息の解除ができるように訓練を受けました．また高度な緊急治療（advanced life support；ALS—アメリカ心臓協会のACLSや日本救急医学会のICLSなど）の基本である気道管理，モニター心電図の使い方，マニュアル除細動器や基本的な救急薬剤の使用法，救急カートの設置場所と資器材についても説明を受け，実際に使えるように訓練を受けました．

そのうえで患者急変時の初動態勢（表3）の説明と，その訓練として「患者急変対応コース for Nurses」を受講し

表2　A市民病院の院内救急体制

○年○月○日

A市民病院　院長　○○○○

当院における院内救急体制について

1. ミッション
  「医療行為に伴う有害事象や偶発的な急変による死亡を回避する」
2. 事前の準備
  ① 院内救急体制の管理運営（本部機能）
    1. 院長と管理職（部長）が本部として「院内救急体制」の整備，定着，事後評価に基づく改善を主導する．
    2. 本部は医療安全にかかわる委員会の横断的な連絡・調整を図る．
    3. 患者急変時の迅速対応態勢（rapid response system；RRS）を策定し，シミュレーション訓練による充実と普及を推進する．院内コース開催に必要なインストラクター養成，資器材と教材の購入と管理，ディレクターとコーディネーターの指名
  ② シミュレーション訓練（スキルラボやシミュレーションセンターなど臨床の現場以外で行う一般的なシミュレーション訓練）
    1. 全職員を対象としたBLSコース
      院内インストラクターによる院内コース開催
    2. 医師を対象としたICLSコースまたはACLSコース
      院外のコースへ医師の参加を助成する（外注）．
    3. 看護師を対象とした「患者急変対応コース for Nurses」
      院内インストラクターによる院内コース開催
      毎年1回スキルアップコースを開催しスキル維持を図る．
  ③ 臨床現場でのRRSのシミュレーション訓練（In-situ シミュレーション）
    1. 「初動態勢」「ALS」「集中治療」と連携のシミュレーション訓練
    2. モックコード（模擬演習）によりRRSの実効性をチェックする．

3. 患者急変時の迅速対応態勢（RRS）
患者急変時の迅速対応態勢は，1)「気付き」からALSチーム到着までの「初動態勢」，2) ALSチームによる現場でのクリティカルケアによる状態安定化（「ALS」）とICUへの安全な移動，3) ICU収容と集中治療（「集中治療」）の連携により構成される．
① 初動態勢：患者急変への「気付き」に始まる初動
　1. キラーシンプトムに気付いたら応援を要請し一次評価を開始
　2. 一次評価のサマリをSBARでALSチームに報告
　3. ALSチームが到着するまでその場で救急処置を行う．
② ALS：ALSチームによる現場での救命救急処置とICUへの安全な移動
③ 集中治療：患者の受入れ・引継ぎと集中治療の開始，患者・家族説明

4. 事後検証
① 急変事例が発生した部署から本部に報告書を提出する．
② 本部は報告書に基づき現場での検証を行う．
③ 本部が設置する検証会議で検証結果を分析しその結果を院内に報告する．

5. システム改善
本部は事後検証結果を受け院内救急体制の改善を行いこれを院内に導入する．

ました．ビデオ教材で患者急変の前兆に気付くこと，そしてその気付きを報告する練習を繰り返し行ったのち，ALSチームが到着するまでに行う救急処置のチームトレーニングを行いました．患者急変時の迅速対応について頭で理解するだけでなく，それが実践できるようにシミュレーション訓練を行い，「急変に出会っくもなんとか行動できそうだ」という自信がつきました．

　そして今日，はじめての準夜勤に入りました．

　76歳の山田さん（男性）は今日の午後，糖尿病の検査目的で個室に入院しました．申し送りでは入院するための荷物を運んだせいか左肩がやや重い感じがすると言っていたこと以外，変わった様子はなかったとのことでした．バイタルサインにもとくに異常はなく，入院時の血圧は 140/85 mmHg でした．午後7時になり，あなたは検温のため山田さんの部屋のドアをノックしました．

　「どうぞ」という山田さんの返事があり，あなたは部屋に入り山田さんのほうを見ます．「患者急変対応コース」で身に付けた「**迅速評価**」を行います．あなたは，山田さんがなんとなくさえない表情でいるのに気が付きました．少し前かがみになりベッドに座っているのも気になります．呼吸回数が少し早いことを観察しながら，「何か変わったことはありませんか？」と質問すると「肩の重い感じがとれなくて……」とのことでした．意識状態には異常はないよ

表3　A市民病院の患者急変時の初動態勢

○年○月○日

　　　　　　　　　　　　　　　A市民病院　看護部長　　○○○○

患者急変に遭遇した看護師は，シミュレーション訓練と同様の手順で以下の初動を開始すること．

1. 迅速評価（数秒以内で評価）で急変の兆候（キラーシンプトム）を認めた場合，ただちに2. 以下の手順を開始する．
   キラーシンプトムの例
   ① 呼吸の異常：努力様呼吸，頻呼吸，呼吸に伴う異音
   ② ショック：皮膚蒼白，冷感，冷汗のいずれかがある場合，末梢循環不全のサインがある場合
   ③ 外見・意識の異常：苦悶様の表情，周囲への無関心，意識レベルの低下，呂律が回らない，意識内容の変化（もうろう，興奮，不安など），言動の変化
   ①②③のいずれかがあれば，2.以下を開始する．
2. ナースコールや声かけにより応援を要請する．
   応援が駆けつけたら，酸素投与，モニター装着，救急カート，マニュアル除細動を手配する．
3. 一次評価を開始する．
4. 一次評価の結果をSBARでALSチーム（リーダーのPHS）に報告する．
   ALSチームのローテーションは院内当直表を参照のこと．連絡がつかない場合は，1）昼間：一斉コール「ALSチーム，○○まで」，2）夜間：当直長に連絡．
5. ALSチームが到着するまで現場で救命処置を行う．
6. ALSチームが到着したら患者情報と経過の報告を行う．
7. ALSチームリーダーの指示に従って行動する．
8. 急変対応の事後検証のため，書式に従って報告書を提出する．

うでしたが，質問しながら触れた山田さんの腕に冷感があったため，あなたはすぐにショックと判断しました．山田さんの部屋に入って30秒もたたないうちに，あなたは迅速評価で山田さんが**急変の前兆**を示していると判断しました．ナースコールで急変を伝え，救急カート，モニター心電図とマニュアル除細動器を持ってくるように要請します．病棟にいた看護師1名と研修医1名が資器材を持ってすぐに病室に入ってきたので，フェイスマスクによる4L/分の酸素投与とバイタルサインの測定，次にモニター心電図を装着するように指示しました．

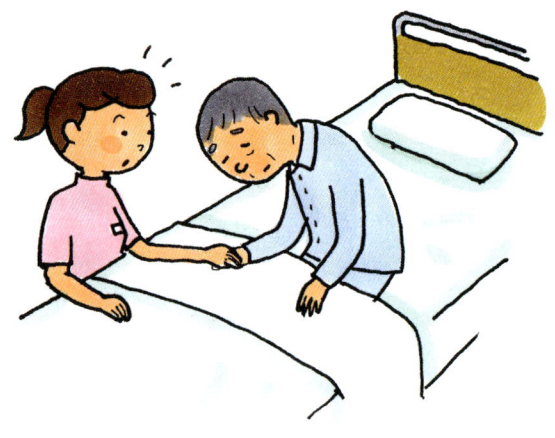

患者が急変の前兆を認めた場合の対応は「**患者急変時の初動態勢**」で手順が決められています（表3）．手順に従い「**一次評価（ABCDE）**」を開始します．「気道（Airway）：しゃべれるので気道は開通していて問題ない」，「呼吸（Breathing）：呼吸回数は20回/分でやや速く問題あり．SpO_2は98％で良好」，「循環（Circulation）：血圧は100/60 mmHg，脈拍は60回/分だが末梢に冷感があるので問題あり」，「中枢神経（Disability）：受け答えができるので問題なし」．あなたは一次評価の結果から，「山田さんは循環に問題がある（この場合はショック）」と判断し，すぐにこの懸念をSBAR（Situation, Background, Assessment, Request）に従ってその日のALSチームリーダーに伝えます．「私は○○病棟の看護師の○○です．○○号室の76歳男性の山田さんがショックを呈しています（S）．山田さんは今日の午後，糖尿病の検査目的で入院した患者さんで，高血圧のため外来通院中です（B）．呼吸がやや早く，皮膚の冷感があるのでショックだと判断します（A）．酸素投与とモニター装着を開始します．ALSチームの派遣をお願いします（R）」．

今日のALSチームは外科レジデント1名と研修医2名です．全員ICLSまたはACLSコースを修了しており，さらに臨床現場で初動チームとALSチームの連携，現場での高度な医療，ICUへの連絡と安全な患者の移動についてシミュレーション訓練を受けています．

山田さんの個室ではあなたと看護師1名，研修医1名がその場でできる救急処置を始めています．血圧は100/60 mmHg で変わりません．モニター心電図を装着すると，P波と正常幅の QRS 波を認めますが，ときどき QRS 波が欠落しています．パルスオキシメーターの値は97％です．マニュアル除細動器も到着し静脈確保をしていると，ALS チームが到着しました．あなたは経過を説明しながら山田さんのカルテを提示し，バイタルサインとモニター波形を報告します．外科レジデントは症状から心筋梗塞が疑われること，リズムはモービッツ（Morbitz）Ⅱ型のブロックで心停止の危険性があることをその場にいるメンバー（初動と ALS チームの全員）に明確に伝え，循環器内科医へ連絡すると同時に心臓カテーテルの準備のため当直の放射線技師へ連絡を入れます．また状態によっては経皮的ペーシングの必要があるので物品の準備をするよう指示がありました．

あなたは訓練どおりに山田さんの急変の前兆に気付いたこと，それをきっかけに決められた手順に従って ALS チームの派遣を要請できたこと，連絡を受けた ALS チームが到着するまで的確に行動できたこと，そして駆けつけたチームが高度な医療を引き継いだことで山田さんが救命されることを確信しました．

院内救急体制と迅速対応態勢

解説BOX　山田さんのケース

- このケースは糖尿病を基礎疾患とする急性心筋梗塞を想定しています．心筋梗塞でも「胸痛」を訴えないことがあり，このケースでは肩の痛みから「心筋梗塞」を念頭に浮かべる必要があります．

- 「ショック」は末梢循環不全と定義されますが，「顔面蒼白」「冷感」「冷汗」のいずれかがあれば臨床的にショックと診断します．

- 山田さんのケースはACLSの「症状のある徐脈」と「急性冠症候群」のアルゴリズムを組み合わせることで対応できます．

- 山田さんの急変対応の質を図を使って振り返ってみましょう．図1，2の縦軸は患者の生理学安定度（上方を「安定」，下方を「不安定」，そして最も下は「心停止」になります）を示しており，横軸は時間経過を示しています．

- シナリオ1と2では同じタイミングで急変が起こっていますが，シナリオ1（図1）では急変初期の症状（前兆）を見逃してしまい，患者は心停止に陥ってしまったのに対し，シナリオ2（図2）では前兆に気付いたため救命

のチャンス（＝時間）が大きく残されました．

- 図1と図2で大きく異なるのは，シナリオ1では患者のちょっとした変化（さえない表情，呼吸の異常，ショック）を「たぶん，大丈夫だろう」と漠然と受け流したのに対し，シナリオ2では同じ変化を急変と評価し，すぐに決められた手順により迅速対応し，その場でできる救急処置，さらには高度な緊急治療へと円滑な連携ができた点にあります．

- 結果的にシナリオ1では心停止という最悪の状態で急変に気付くことになってしまいましたが，シナリオ2では患者の生理学的安定性が崩れ始めた早いタイミングで急変に気付き，ただちに迅速対応態勢を稼動し初動から高度な緊急治療，さらに専門的治療を行う時間的余裕が生まれました．患者とその家族にとって安全なシステムがシナリオ2であることは明らかです．

- 患者・家族にとって安全な医療を提供するには医療安全のマニュアルを作るだけでなく，医療者が標準的で安全な医療を遂行できるよう教育・訓練を繰り返し行うことが不可欠になります．「患者急変対応」では，まず現場で迅速対応する医療者の訓練と，高度な緊急治療（advanced life support；ALS）ができるチームの訓練が

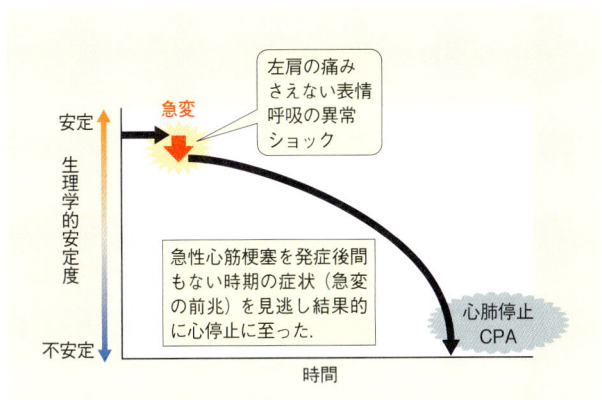

図1 ケースシナリオ1：経過と結果

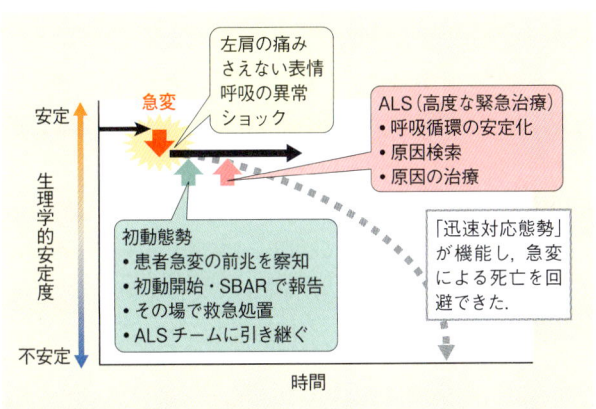

図2 ケースシナリオ2：経過と結果

必要になりますが,「患者急変対応コース for Nurses」は前者を目的に開発されました.

まとめ

- **「患者急変」はいつでも,どこでも起こりうる緊急事態**です.医療機関は医療の不確実性や医療エラーに起因する急変が発生したとき,患者の生命をまもる責務があります.そのためにはシステム志向による**院内救急体制の構築**が必要になります.院内救急体制は医療機関の特徴やマンパワーなどの資源を考慮して病院ごとに設置します.

- **看護師は「患者急変」に遭遇する可能性が高く,患者急変に対する看護師の初動の質は患者の予後に大きな影響を与える**と考えられます.そして初動の質を決定的に左右するのは急変の前兆に対する「**気付き**」,すなわちベテラン看護師が共通して獲得している第六感(「**何かおかしい,変だ**」)で,これがなくては血圧やバイタルサインをチェックするという行動は生じないでしょう.

- 患者急変による予期せぬ死亡を回避するには,急変の前兆(キラーシンプトム)への「気付き」に始まる看護師の初動態勢,一次評価を SBAR で報告し稼働する ALS チ

ーム医療,そして集中治療がうまく連携することが必要になります.これが**迅速対応態勢**(rapid response system:RRS)です.

- 「患者急変対応コース for Nurses」は看護師による初動態勢の訓練コースですが,院内の多くの看護師がこのコースを受講することで,いつ,どこで急変が起きても,良好なコミュニケーションに基づくチーム医療により,患者の生命危機を回避する自信をつけてください.

MEMO

● 用語の整理 1

院内救急体制	医療行為に伴う有害事象や偶発的な急変が発生したとき，患者の予期せぬ死亡を回避するための体制で事前の準備，その時の活動，事後の検証と検証結果に基づくシステム改善を総称したもの．病院の特色・資源等により自院に適した体制を構築する必要があります．
迅速対応態勢 (rapid response system；RRS)	患者急変発生時に，患者を蘇生・安定化させ高度な医療により死亡を回避するシステムで，次の3つの要素から構成されます．①急変発生現場における初動態勢，②ALSチームによる現場での状態安定化とICUへの安全な移動，③ICUにおける高度な医療．
初動態勢	患者急変に遭遇する確率が高い看護師が主に行う急変の初期段階における行動で，急変の前兆（キラーシンプトム）への「気付き」「応援要請」「資器材の手配」「一次評価」「SBARによるALSチームへの報告」「現場での救急処置」が含まれます．ALSチームが到着したら，経過・情報を引き継ぎます．

「患者急変対応コース for Nurses」は，「初動態勢」の教育・訓練コースとして開発されました．

013
患者急変時の看護師の役割

「患者急変対応コース for Nurses」のコンセプト

患者急変時の看護師の役割

急変とは

- **急変とは，予測を超えた状態の変化**をいい，その程度は観察者の予測範囲によって異なります．一般にはその変化の方向性は，病態（症状）の悪化を意味し，なんらかの医療処置を必要とする場合を表現しています．

- 急変は症状の変化が突発的であるとともに，症状の悪化が進行性であり，状況の放置や，対処の遅延が生命を危険にさらす可能性があります．

- このような急変は人間の存在するあらゆる場面で起こりうることですが，とくに，なんらかの疾病をもち，治療中の患者が入院している病院においては，その発生率はおのずと高くなります．

看護師の目指す急変対応

- 急変時の対応というと，一般には救急蘇生術という印象

が強くありますが，救急蘇生の必要な状態はいわば急変の成れの果ての状態です．**看護師の目指す急変対応の機会は，生命が危険にさらされる前段階にある**と言えます（図3）．

- 急変という状態変化の初期状態は決して重篤なものではありません．重篤化した後に，救急蘇生術を行い救命することよりも，重篤化する前に早期に対処することのほうが，患者の安全性を高める質の高い医療を提供することになるのです．

- 看護師は，患者が治療を受ける状況などをすべて包括し，病院内であれば入院期間の全過程において，急変により生命を危険にさらすことから守る役割を担っています．

- 看護師は，メディカルスタッフの中で，最も患者の側にいる機会・時間が多い職種です．したがって，急変の第一発見者となる可能性がきわめて高いと言えます．言い換えると，看護師が急変の状態をいかにキャッチできるかに急変対応の是非がかかっていると言えるのです．

2 患者急変時の看護師の役割

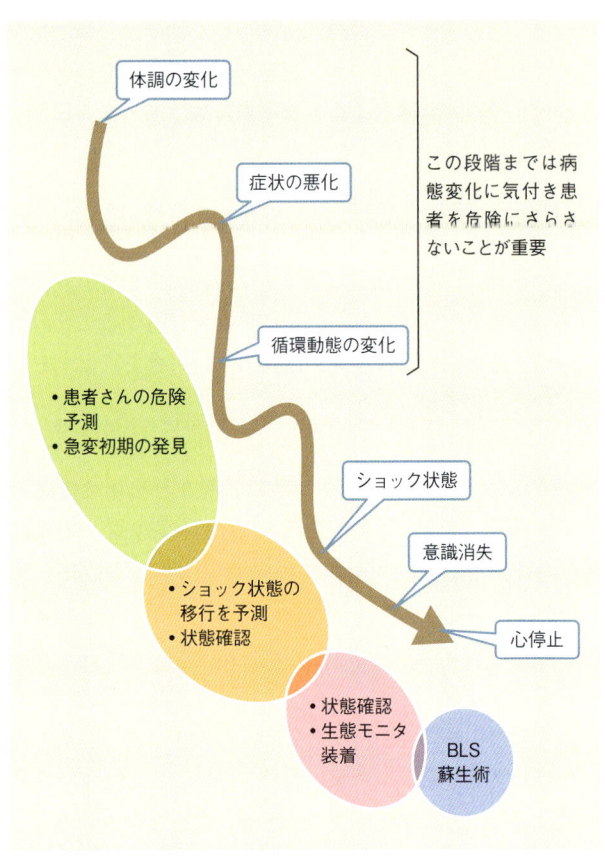

図3 病態変化と急変対応の変化

「気付き」

- 急変をキャッチすることを，このコースでは「気付き」と呼びます．

- 気付きは看護師の第六感と称され，経験知です．このコースでは，看護師の第六感をエビデンスをもとに，システムとして学ぶ方法を提示していきます．

コミュニケーション・スキル

- さらに，せっかく気付きで得た患者情報は，有効に活用されなければ意味をなしません．情報は効率よく，医療チーム内で共有されなければならず，そこには，**チームコミュニュケーション**と**チームワーク**のスキルが必要となります．これは気付きとともに看護師が身につけなければならない急変対応の重要なスキルの一つです．

3

必要な知識

3 必要な知識

- この章では，**入院患者の予期せぬ死亡では「危険な兆候」が先行して観察される**という事実を紹介したあと，患者急変に的確に対応するために必要な知識と考え方について解説します．

- この章で解説する用語を院内で共通化しておくと，いざというときのコミュニケーションエラーを防止することができます（右のページにまとめておきます）．

- またここで解説される**「迅速評価」「一次評価」「二次評価」**は他のコースとの**互換性が確保**されており，病棟での患者急変だけでなく一般外来や救急外来でも，成人小児を問わず応用できる有用な考え方です．

● 用語の整理2

予期せぬ死亡	原疾患によるものではなく医療行為によって起こる死亡．有害事象による死亡．
急変	予測を超えた生理的機能の変化であり，迅速な対応を必要とする状態．
キラーシンプトム (killer symptom)	急変や死に結びつく可能性のある危険な兆候．呼吸の異常，ショック（末梢循環の異常），外見・意識の異常に大別．
迅速評価 (rapid assessment)	患者に接した最初の数秒間で患者の全体的な状態を視覚（目で見て）・聴覚（耳で聴いて）・触覚（手で触って）を使って行う評価．
一次評価 (primary assessment)	機器を使ってすばやく行う心肺と神経機能のABCDEの評価． 　Airway　気道 　Breathing　呼吸 　Circulation　循環 　Disability　中枢神経 　Exposure　脱衣と外表，体温
二次評価 (secondary assessment)	一次評価により生命に危険を及ぼす病態の把握および外科的処置も含めた救命のための治療がいったん終了し，患者が危機的状態を切り抜けた後に行うSAMPLEの評価． 　Signs and Symptoms　兆候と症状 　Allergy　アレルギー歴 　Medication　薬物療法の情報 　Past medical history　既往歴 　Last meal　最後の食事 　Event leading to presentation　イベント

③ 必要な知識

予期せぬ死亡と その前兆

- 病院ではさまざまな有害事象が高頻度に発生していることを,「1. イントロダクション」で述べましたが,その典型的な例である**心肺停止の発生が予測しうるかどうか**についてみてみましょう.

- Schein らは一般病棟に入院中の患者を前向きに調査し,心肺停止の実態を調査しました.4 か月の観察期間中,全入院患者の 64 例(0.4 %)に心肺停止が発生しており,このうち 54 例(84 %)の入院記録には心肺停止に先行する 8 時間以内になんらかの異常が記録されていました.最も多い異常は呼吸の異常(呼吸困難,頻呼吸,浅い呼吸や努力様呼吸)で 53 %に認められており,次に多いのは意識の異常(意識低下や不穏など)で 43 %でした.結局,死亡 64 例のうち 70 %の症例で,心停止に先行する 8 時間以内に呼吸や意識の異常が認められていました.

- Franklin らは内科病棟を 20 か月間前向きに調査し,心肺停止 150 例を認めました(全入院患者の 0.7 %).これ

らの66％では心肺停止6時間以内に，医師または看護師が診療録になんらかの異常を記載していました．また25例（うち19例は意識障害）では看護師は異常を記録していたにもかかわらず，そのことを医師に報告していませんでした．また22例では医師が報告を受けたにもかかわらず，気道の確保など必要な救急処置は行われていませんでした．

- これら以外にも病院内で発生する心肺停止に関する論文はありますが，上述した論文も含め共通する重要な結果は，重篤な有害事象や院内の予期せぬ死亡は突然発生するのではなく，**60～70％の症例では心肺停止の6～8時間前に急変の前兆（呼吸，循環，意識の異常・悪化）が認められる**ということです．この結果から得られる教訓は，入院患者の呼吸や意識の変化を見逃すと，つまり「何か変だな」と思っても，それが急変対応の行動につながらないと，数時間後に心肺停止に陥る場合があるという事実です（図4上）．

- このことから患者にとって最も安全な急変対応は，患者にいちばん身近な看護師が生命の危険につながる兆候（呼吸，循環，意識の異常・悪化）を早期に発見し，ただちに応援を要請するとともに院内のルールに従い急変時の初動態勢（15ページの表3）を実行することだと考

院内心肺停止の研究から明らかになった事実

前兆を見逃す → 心肺停止

心肺停止の6〜8時間前になんらかの前兆を認める

患者急変対応の基本的なアプローチ

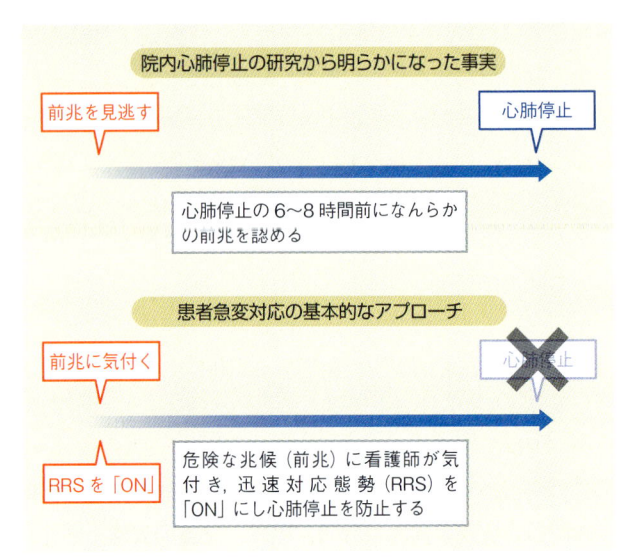

前兆に気付く → ~~心肺停止~~

RRSを「ON」

危険な兆候（前兆）に看護師が気付き，迅速対応態勢（RRS）を「ON」にし心肺停止を防止する

図4 患者急変対応における「気付き」と迅速対応態勢

えられます（**図4下**）．

- 急変時に患者の救命率を最大化するためには，初動態勢に引き続きALSチーム（あるいは院内で規定された緊急医療チーム）の派遣と継続的な高度な緊急医療を，事前に定められたとおりに実行させる（迅速対応態勢として）ことが必要です．

- 「患者急変対応コース for Nurses」では，**急変時の初動**

態勢に関する用語として「キラーシンプトム」「迅速評価」「一次評価」「二次評価」を導入しています.

解説BOX　BLS/ACLSの連携とALS

- 医療施設の職員（医師，看護師，コメディカル，事務，受付など，すべてヘルスケアプロバイダーです）であれば，いざというときにすぐにBLSを開始できなくてはなりません.

- 院内急変でBLSを開始したとき（心停止で発見された場合）は，速やかにALSチームに引き継ぐ必要があります（46ページの図7①）. 図ではBLSに引き続きALSを行うという意味で「ALSチーム」と記載しています.

- 図7②のように心停止あるいは心停止がきわめて近接した徐脈・頻脈では，ALSチームはアメリカ心臓協会（AHA）のACLSコース（または日本救急医学会のICLSコース）の内容に準じた高度な緊急治療（確実な気道管理，除細動などの電気治療，薬剤投与，ショックの治療など）を行うことになります. その意味で図7①のALSチームはACLSタイプのチーム（いわゆるコードチーム）といえます.

- 一方，図7 ② の場合のようにキラーシンプトムは認めるが呼吸・循環がなんとか維持されている状況では，その原因となっている病態の鑑別診断と原因に対する治療が必要になってきます．例として緊張性気胸の診断と治療，腹部エコーによる腹腔内出血の診断と治療方針の決定，意識障害の鑑別診断と治療などがあげられます．このように図7 ② に対応する ALS チームは，AHA の ACLS コースではカバーしていない高度な緊急治療も行えなくてはなりません．

- 迅速対応態勢における ALS チームは，ACLS プロバイダーだけでなく集中治療・外科・麻酔科などの医師でうまく構成する必要があります．ALS チームは rapid response team (RRT) や medical emergency team (MET) などと呼ばれることもあります．

- 医療機関は患者の安全を確保するために，それぞれの事情（マンパワーとその専門性など）を考慮し可能な範囲で ALS チームを設置する必要があります．AHA の ACLS コースは，心停止と心停止に陥る可能性が高い不整脈，急性冠症候群と脳卒中の緊急治療のトレーニングに焦点を当てています．今後は患者急変時に必要とされる高度な緊急治療 (advanced life support；ALS) のトレーニングが必要だと考えられます．

キラーシンプトム

- キラーシンプトム（killer symptom）とは急変や死に結び付く可能性のある危険な兆候のことで，**呼吸の異常**，**ショック（末梢循環の異常）**，そして**外見と意識の異常**に大別することができます．

- 看護師は患者とはじめて接したときから評価を開始しますが，まずチェックするのがキラーシンプトムの有無になります（これを「**迅速評価**」と呼びます）（図5）．

呼吸の異常

- 目で見て評価できる項目には呼吸回数，陥没呼吸，胸部・頸部・肩の呼吸補助筋を使った呼吸（いわゆる「肩で呼吸をする」状態，努力様呼吸）があります．

- 耳で聴いて評価できる項目としては，吸気あるいは呼気（または両方）に伴って聴こえる異音・雑音（分泌物貯留によるゴロゴロ音，上気道の狭窄によるハイピッチ音やヒュー音，気管支狭窄によるゼーゼー音など）があります．

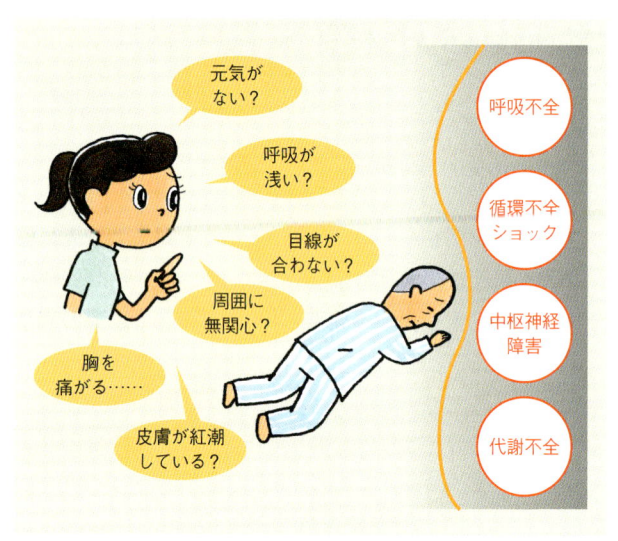

図5 キラーシンプトム―急変に結びつく危険な兆候

- **24回/分以上の頻呼吸**,あるいは**明らかに不十分な呼吸**(呼吸回数が少ない,下顎呼吸など),**努力様呼吸**を認める場合または**呼吸の異音**が聴こえる場合はキラーシンプトムがあると判断し初動態勢(応援要請,必要な資器材の手配,一次評価とSBARによる報告)を開始します.

- パルスオキシメーターを装着している患者では,表示されている**動脈血酸素飽和度(SpO_2)の急激な低下**もキラーシンプトムと考えていいでしょう.

ショック(末梢循環の異常)

- 目で見て評価できる項目として皮膚の蒼白(敗血症やアナフィラキシーショックでは赤味のある皮膚),末梢のチアノーゼ.

- 触って評価できるのは,冷感(敗血症では温感),冷汗です.

- **末梢循環不全は爪床圧迫テスト(ブランチテスト)で評価**します.まず患者の爪床部を圧迫した状態ですばやく圧迫を解除し,爪床の赤みが戻るまでの時間(毛細血管再充満時間 capillary refill time)を観察します.爪床の赤みが戻るまでの時間が2秒以上の場合は,末梢循環不全と判断します.

- **脈拍を触知するときには強さと速さを観察**します.**頸動脈**を触れてみて脈が弱い場合は,心肺停止を回避するために即時の対応が必要です.**橈骨動脈**や**足背動脈**などの末梢動脈を触れて**脈拍が弱くて速い場合はショック**と判断します.詳しいリズムの評価は心電図モニターを装着した後に行います(一次評価).

外見と意識の異常

- **患者と接するときにまず観察するのは**，患者の外見と意識にかかわる視覚的な情報です．**外見ではどのような表情**をしているのか，あるいは**姿勢**など全身から感じる印象について評価します．

- 迅速評価でチェックする**意識の異常は，呼びかけに反応がない**（いつもは目線を合わせてくれるのに視線が定まらない），**呂律が回っていない，もうろうとしている**など意識の内容に関する変化について，時間と手間をかけずにできる評価で十分です．

- 表4にキラーシンプトムとその判断についてまとめておきます．

表 4 「迅速評価」で観察すべきポイント(キラーシンプトム)とその判断

呼吸	**[気道]** **胸郭の動きが視認できるか?** 　シーソー呼吸や肋間の陥凹があれば上気道閉塞を疑う. **呼吸に伴う音は聴こえるか?** 　「スースー」…正常 　いびき…舌根沈下による気道閉塞 　ゴロゴロ音…分泌物による気道閉塞 **呼吸に伴う空気の出入りを感じるか?** **[呼吸(換気と酸素機能)]** **呼吸数の異常はないか?** 　不十分な呼吸(呼吸回数10回/分以下)や頻呼吸(呼吸回数24回/分以上)では呼吸困難を考える. **努力様呼吸をしているか? 呼吸補助筋(胸鎖乳突筋など)を使って呼吸をしているか?** 　これらの異常を認めれば呼吸困難を考える. **パルスオキシメーターが装着されている場合,SpO_2に異常はないか?** 　大気呼吸でSpO_2が85%以下,酸素投与下でSpO_2が90%以下は呼吸困難を考える. **聴診器を使わなくても呼吸音の異常が聴こえる場合は呼吸困難を考える.**
循環	**顔面や皮膚の蒼白,冷感,冷汗はあるか?** 　ひとつでもあれば「ショック」と判断する. 　(ショックの診断に血圧測定は必要ない) **末梢循環不全はあるか?** 　皮膚の蒼白,冷感,冷汗がなくても爪床圧迫テストで爪床の赤みが戻るまでの時間が2秒以上の場合は,末梢循環不全と判断する. **体表温度は?** 　皮膚が冷たく(冷感)やや湿っていれば(冷汗)ショックと判断する. 　温かみはあるが末梢循環不全(爪床圧迫テストで2秒以上)があれば敗血症性ショックと判断する. **脈の触知:脈拍の強さ,速さ──脈は触れるか?** 　頸動脈で弱く触れる…心停止が近いと判断 　末梢動脈で弱く速い…ショックと判断 　末梢動脈が弱く遅い…心停止が近いと判断
外見・意識状態	苦悶様の表情,周囲に無関心,意識レベルの低下(呼びかけに対する反応がいつもより悪い),呂律が回らない,意識内容の変化(もうろうとしている,興奮状態,不安など)は急変の兆候と判断する.

③ 必要な知識

迅速評価

- 迅速評価（rapid assessment）とは，患者に接した最初の数秒間で患者の全体的な状態を視覚（目で見て）・聴覚（耳で聴いて）・触覚（手で触って）を使って評価することをいいます（図6）．

- 迅速評価では呼吸の状態（呼吸運動，呼吸に伴う異音など），末梢循環の状態（皮膚の蒼白，チアノーゼ，冷汗・冷感など）および外見・意識状態（苦悶様，呼びかけに反応がないなど）から，生命の危険につながる兆候（キラーシンプトム）の有無を判断します（表4）．

- 迅速評価はあくまで感覚を駆使して行うもので，聴診器や血圧計，モニターなどの器具を用いる評価は一次評価で行います（図6）．

- 迅速評価の結果，呼びかけに反応がなく，十分な呼吸がない場合はすぐに応援とALSチームの派遣を要請し（すなわち迅速対応態勢を稼働する），その場に居合わせた医療者でBLS（一次救命処置：CPRと電気的除細動）

迅速評価	一次評価	二次評価
感覚を用いてパッと行う	身体診察をサッと行う	バイタルサイン安定後
患者とはじめて接したとき最初の数秒で行う評価 1. 呼吸状態 「努力様?」「頻呼吸?」 2. 末梢循環 「蒼白?」「冷汗や冷感は?」 3. 外見・意識状態 「反応は?」「苦しそう?」 危険な兆候があればRRSを稼動し,初期対応を開始する	迅速評価に続いて, 1. バイタルサインの測定 2. 意識状態の評価 3. モニター装着 　心電図, SpO$_2$ 同時に, 酸素投与,静脈路確保, 全身をサッと診察し,必要に応じて救急処置を行い, 呼吸と循環を安定させる	呼吸と循環の安定化が得られたら, 1. 病歴・情報の聴取 　SAMPLE 2. 身体の診察 　頭からつま先まで系統的に行う

図6 「迅速評価」「一次評価」と「二次評価」の解説

を開始します(図7①).ALSチームが到着したら**高度な緊急治療に移行**します.

- 迅速評価の結果,**危険な兆候はあるものの呼吸・循環がなんとか維持されている場合**(BLSの必要がない)は初動態勢を開始します.**応援を要請し,酸素投与,救急カート・モニターを手配し,ただちに一次評価に移ります**

3 必要な知識

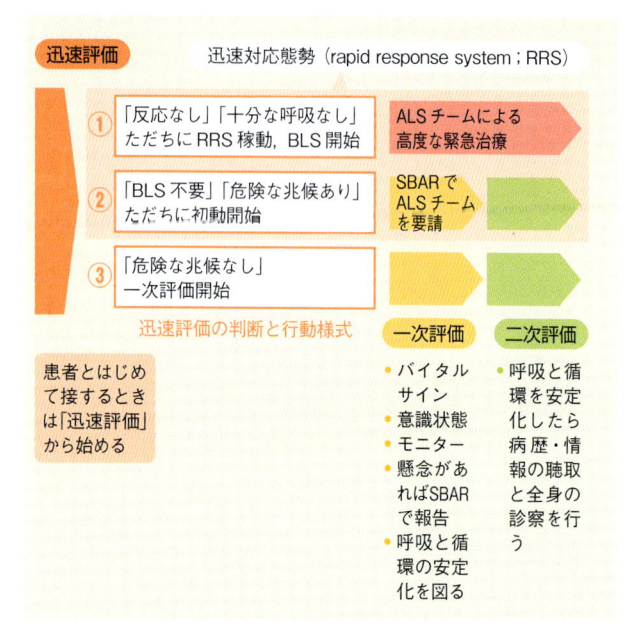

図7 迅速対応態勢と「迅速評価」「一次評価」と「二次評価」の流れ

迅速対応態勢 (rapid response system ; RRS)

迅速評価
① 「反応なし」「十分な呼吸なし」ただちにRRS稼動，BLS開始 → ALSチームによる高度な緊急治療
② 「BLS不要」「危険な兆候あり」ただちに初動開始 → SBARでALSチームを要請
③ 「危険な兆候なし」一次評価開始

迅速評価の判断と行動様式

患者とはじめて接するときは「迅速評価」から始める

一次評価
- バイタルサイン
- 意識状態
- モニター
- 懸念があればSBARで報告
- 呼吸と循環の安定化を図る

二次評価
- 呼吸と循環を安定化したら病歴・情報の聴取と全身の診察を行う

(図7②)．一次評価の結果，状態悪化の懸念があれば，**SBARに従ってALSチームのリーダーに報告し派遣を要請**します．一次評価（ABCDEのチェックと呼吸・循環を安定化する救急処置が同時に進行）でバイタルサインが安定化すれば二次評価に移ります．救急患者の診療は基本的にこの手順で行います．

- 迅速評価で**危険な兆候がない場合**は，**評価者が必要と判断すれば一次評価をサッと行い，そして二次評価**に進みます（図7③）．この順番で評価をすすめる習慣があれば，危険な兆候やバイタルサインの変化を早期に発見することができるので患者の安全も確保できます．

- 一般の臓器別外来診療では迅速評価と一次評価を省略し，二次評価から始める慣習が定着しています（図7③）．この慣習には「**外来患者では，急変や生命の危険はほとんどないだろう**」という思い込みがあります．現実には一般外来で急変事例が発生していることを考えれば，**この思い込みはきわめて危険**です．患者にとって安全なアプローチである迅速評価・一次評価・二次評価（図7①②）は，すべての医療者が訓練で身に付けておくべきスキルです．

- 一般外来のベテラン看護師が待合室の患者を観察し，具合の悪そうな患者を見つけて脈拍や血圧をチェックするのは「迅速評価」と「一次評価」に相当します．一次評価で異常があれば，そのまま診察室に患者を誘導し優先的に診療を開始します．このような役割を担う看護師を**トリアージナース**と呼びます．

3 必要な知識

一次評価

- 迅速評価で「**生命の危険につながる危険な兆候はあるが，BLS の必要性はない**」と判断すれば，ただちに一次評価（primary assessment）に進みます（図7 ②）．一次評価では，**生命の危険につながる危険な兆候の緊急度（心肺停止の近接性）を判断**し，その原因の分類と重症度の分類を試みます．

- 一次評価では視覚・聴覚・触覚だけでなく聴診器，血圧計やモニターなど，**ベッドサイドですぐに使える機器**を用います．具体的には**バイタルサイン（脈拍，呼吸，血圧，体温），意識状態，動脈血酸素飽和度（SpO$_2$）のチェック，超音波検査と全身のすばやい診察**（聴診器を当て，触診することが重要）を行います．

- 一次評価のポイントを表5にまとめました．一次評価は **ABCDE の順番**に行いますが，その過程で異常があればただちにこれを治療します．「**評価**」と「**救急処置**」**が並列して進行すること**，これが一次評価の最も重要な点です．

表5 「一次評価」(ABCDE)のポイント

原則	一次評価はABCDEの順番に行う．それぞれのステップで異常があれば，即時にこれを是正する．すなわち，一次評価では評価・判断と救急処置が同時に進行する．
気道 Airway	気道の閉塞はないか？　閉塞があれば即解除する．用手的気道確保，器具（エアウェイ）を用いた気道確保，必要に応じて確実な気道確保（気管挿管）あるいは外科的気道確保（輪状甲状靱帯切開）．
呼吸 Breathing	呼吸数，呼吸に要する努力で評価する．一回換気量，気道と肺の聴診，パルスオキシメーターの装着とSpO$_2$の評価．
循環 Circulation	心臓のポンプ機能と末梢循環を評価する．血圧，脈圧，心電図モニターによる心拍数とリズム，末梢循環の指標（爪床圧迫テスト），時間尿量，意識状態（脳血流の指標として）．
中枢神経 Disability	ジャパンコーマスケール（JCS），グラスゴーコーマスケール（GCS），意識障害の初期評価法としてAVPU法がある，瞳孔の所見． AVPU法 　Alert：覚醒して見当識あり 　Verbal：言葉により反応するが見当識なし 　Pain：痛みにのみ反応する 　Unresponsive：言葉にも痛みにも反応しない
脱衣と外表，体温 Exposure	衣服を取り除き外表を観察，体温を測定，保温に努める（低体温を予防する）．

3 必要な知識

- たとえば気道の評価をしていて，舌根沈下による気道閉塞を認めればただちに用手的気道確保（**A**）（頭部後屈あご先挙上）を行います．また気道を確保して呼吸を観察（**B**）した結果，呼吸が不十分と判断すればただちに人工呼吸を開始します．確実に気道が確保でき呼吸が十分なら，次に循環の評価（**C**）に移ります．循環の評価でショックと判断したら，ショックを離脱するための救急処置（外科的止血術を含む）をまず行います．そしてショックを離脱できたら次に**D**へ進みます．

- このような手順を踏むことにより（異常があればただちに是正し次の評価に進む），一次評価を終えた時点では患者の呼吸・循環動態の安定化も得られているはずです．しかし，患者の状態はいつでも急に悪化する可能性があります．そのような場合は**振り出しに戻り，「迅速評価」からやり直してください**．このようなアプローチにより呼吸・循環を安定化させてから，はじめて二次評価を始めます（図7）．

- 一次評価では危険な兆候の原因となっている病態の分類を開始しますが，まず考えなければならないのは呼吸と循環の異常です（表6）．「患者急変対応コース for Nurses」では病態の分類とそれに対応した救急処置は到達目標としていません．実際の急変では到着した

表6 一次評価でまず考えるべき呼吸と循環の異常

呼吸の異常	上気道閉塞	気道異物
	下気道閉塞	喘息
	肺実質の障害	肺炎
	呼吸運動の異常	脳卒中
循環の異常	低循環血液量性ショック	出血,腹膜炎,高血糖性脱水
	心原性ショック	心筋梗塞,不整脈
	閉塞性ショック	肺塞栓症,緊張性気胸
	血液分布異常性ショック	アナフィラキシー,敗血症

ALSチームが原因の検索と特異的な治療を行うことになります.

● 一次評価の途中で生命危機の兆候があれば,すぐに生命危機をもたらしている原因の検索とその治療(蘇生)を開始します.また一次評価の途中で急変が起こった場合には(血圧は意識状態が急に低下したなど),再度迅速評価からやり直し,必要に応じて救急処置を開始します.

③ 必要な知識

二次評価

- 二次評価（secondary assessment）は，一次評価により生命に危険を及ぼす病態の把握および外科的処置も含めた救命のための治療がいったん終了し，患者が危機的状態を切り抜けた後に行う評価です．この時点では呼吸と循環は安定化が得られているはずです．

- 迅速評価で急変の兆候に気付き RRS を稼働し，その場でできる救命処置に続き高度な緊急治療が行える ALS チームと一緒に一次評価を行い，呼吸と循環の安定化が得られた時点では時間の余裕も生まれますから，**患者急変についての情報（患者の病歴や急変に先行するエピソードなど）の収集**が可能になります．情報収集と並行して，**一次評価で推定した危険な兆候の原因**（表6）について，さらに診察（頭の先からつま先まで系統的に）と検索を進めます．二次評価で収集すべき情報を表7 にまとめました．

- 血液ガスや末梢血液検査，ポータブル X 線撮影や 12 誘導心電図などの検査は「一次評価」あるいは「二次評価」

表7 「二次評価」(SAMPLE) のポイント

原則	一次評価のプロセスで患者の呼吸と循環が安定できたら,急変に関する病歴を聴取し患者情報を収集する.
兆候と症状 Signs and Symptoms	キラーシンプトムに関する情報. どんな症状・所見がいつ起こったのか.
アレルギー歴 Allergy	薬物,食物,環境因子に対するアレルギー歴.
薬物療法の情報 Medication	どんな薬物を使用しているのか,その理由. 最後に薬物を摂取したのはいつか？ 注意：市販薬や違法薬物の使用を念頭に置く.
既往歴 Past medical history	健康状態,既往歴,外科的治療の有無.
最後の食事 Last meal	最後に摂取した飲み物・食べ物とその時間.
イベント Event leading to presentation	キラーシンプトムに至る経緯に関する情報. いつ頃からどんな症状があり,どのように進展したのか,など.

の途中で行うことになります．動脈血ガス分析やヘモグロビン濃度などは，一次評価の早い時期に必要となると考えられます．

● 検査を行う上での注意点は，**緊急を要する重症の患者は検査よりも救命処置が優先**されること，そして一次評価では本当に必要な検査のみを行い，それ以外の検査は二次評価で行うことです．

4

必要なスキル

(4) 必要なスキル

急変時の通報・報告と応援到着までの処置

急変時の第一報・通報の仕方

- 患者急変の第一発見者は,急変が発生している事実と状況を医師に連絡・報告することになります.迅速対応態勢ではあらかじめ任命されている ALS チームに報告することを推奨していますが,現実には主治医あるいは当直医に第一報を入れることが多いと考えられます.

- **急変の第一報は,患者の生死を分けるコミュニケーション**といっても過言ではありません.

- **心肺停止の第一報では**コミュニケーションを図る時間的な猶予がないため,院内で「コード」を規定しておき,それを暗号のように用います.例として「**コードブルー**」「**ドクターハリー**」「**スタットコール**」などの一斉コール(通報)があります.

- **心肺停止以外では**コミュニケーションを取る余裕がありますが,それでも時間は限られています.いざというと

き急変現場の状況を要領よく（必要な項目を短時間で）伝えるには，一定の形式に従って報告することが有用です．

- 報告の一定の形式として，わが国では「5W1H」が普及していますが，米国の医療現場では「SBAR」が普及しつつあります．
  Situation　患者の状態
  Background　臨床経過
  Assessment　状況評価の結論
  Request　提言または具体的な要望・要請

- 「5W1H」では現状を明確に報告するために，いつ（When），どこで（Where），だれが（Who），なにを（What），なぜ（Why），どのように（How），という6つの問を用います．

- SBARで状況報告を行う場合には，あらかじめ表8の情報をそろえておく必要があります．

- SBARで報告する項目を表9に網羅的にまとめました．急変事例では，これらすべてについて報告する必要はなく，直面している状況を「**要領よく手短に**」報告すること（必要な項目を表9から選択する）が重要です．

表8 SBARで報告する前に確認しておくこと

一次評価のサマリ
自分で患者の状態を観察し評価する． （できればリーダー，ベテランの看護師といっしょに評価する）
ALSチームまたはコールすべき相手とその連絡先
緊急連絡網は常日頃から確認しておく．
入院時の情報
入院日，診断名，リビングウイルの有無と内容
医師・看護記録
急変に直近する医師・看護師の記録や記載内容に目を通す．
アレルギー歴，薬物療法や点滴の内容，最新の検査所見や数値，バイタルサイン

- SBARによる報告内容は急変事例によって異なりますが，「要領よく手短に」は急変の第一報の大原則です．

応援が到着するまでに行う救急処置

- BLSの開始：生命の危険性の回避．

- BLSの必要がなければ，一次評価．

- 酸素投与，補助呼吸
  - 高濃度酸素の投与開始．

- モニター装着

表9 SBARを用いた状況報告（situational briefing）とその例（例は「　」で示す）

Situation…患者の状態

1) 必須：報告者の所属と氏名「私は○○病棟の看護師の○○です」
2) 必須：患者の同定「○○病棟○○号室の○○さんが…」
3) 必須：患者の状態「○○さんがショックを呈しています」
4) 一刻の余裕もない場合はコードの一斉放送を要請する．

Background…臨床経過

1) 入院になった理由やその目的と，入院後の経過のサマリを手短に報告する．
2) バイタルサイン，SpO_2の値，現在投与している酸素の流量を報告する．
3) 患者の訴えや痛みの程度を伝える．
4) 患者の問題，とくに急変の前兆に関連する身体所見を報告する．
5) 意識状態，不安・せん妄など意識内容・感情の変化，皮膚所見を報告する．

Assessment…状況評価の結論

状況評価の結論は観察項目から主観的に導くもので「正解」はない．急変対応の初動では「自分の評価」に自信を持ち，「結論」を述べることが重要．またそれを受け入れる医療文化が必要となる．

1) 必須：患者の状態と状況に関する評価者の結論を述べる．
   「ショックと判断します」「心筋梗塞を起こしているのかもしれません」「…かもしれません」「…の可能性があります」は有用な表現．結論として診断名を考える必要はない．
2) 結論を出せない場合や病態を絞り込むことができない場合は，中枢神経，呼吸器系，心大血管系のどの系に問題がありそうなのかを報告する．
3) 必須：緊急度と重症度について報告する．以下の例
   超緊急：数分から30分以内に心停止に陥る可能性があると判断した場合
   緊　急：バイタルサインに悪化の所見がある

表9 SBARを用いた状況報告（situational briefing）とその例（つづき）

	呼吸回数の異常，血圧低下（90 mmHg以下），SpO_2の急な低下など
急いで：	看護師としてなんとなく懸念がある
重　症：	昏睡状態，高流量の酸素投与にもかかわらずSpO_2が90％以下，ショックの症状があり血圧が低下している場合はすべて重症
Request…提言または具体的な要望・要請	

1) 報告者が適切と考える対処法を提言する．
   「ラシックスを投与しましょうか」など．
   採血と血液検査・X線撮影・12誘導心電図，ICUへの移動など
2) バイタルサインのチェック間隔とコールバックする場合について具体的な指示をもらう．
3) Assessmentの結果，ALSチームあるいは主治医・当直医に要請事項があれば明確に伝える．
   SBAを適切に報告した後，「患者さんについて懸念があるのですぐに来てください」など．

- 2誘導心拍モニター装着，除細動時のパドル．

● 静脈路確保
- 末梢静脈路の確保を第一にする．

● 応援チームへの申し送り
- SBARを用いてALSチームのリーダーに患者情報を申し送る．

基本的なチーム
コミュニケーション

- 急変時の対応は,だれかが発見し,それを**チーム医療**（ALSチーム,迅速対応チーム）が継続して行います.ここでいうチームでは,常時,同じメンバーがチームを構成する場合と,急変発生時に急遽集まったメンバーで構成される場合があります.複数名の人間が一堂に会して作業を行う場合は,当然にチームダイナミクスを機能させるための**リーダーシップ**と**メンバーシップ**が必要になり,急変対応チームにもこれが求められます.

- **急変対応の役割を分担し**,それぞれが効率的に進行することがここで求められるチームダイナミクスですが,そこにはメンバー間の意思伝達が不可欠であり,コミュニケーションが必須になります.

コミュニケーションのルール

- **気心の知れたメンバー構成の場合**は,言語的コミュニケーション以外にも,アイコンタクトやボディーランゲージが有効な場合があります.しかし,急変はいつどこで

発生するとはわからないものであり，まずは，周辺メンバーが集合することのほうが現実的でしょう．

- **はじめて出会ったメンバー**は，言語的コミュニケーション以外に，メンバー間で共有した意思伝達手段は少なく，仮にあったとしても，確実な意思伝達を必要とする急変対応時には適さないでしょう．そこで，言語的コミュニケーションに多くを託すことになりますが，言葉は使い方によって十分に機能しないばかりか，人間関係を悪くし，チーム医療実践に障害をもたらす可能性があります．さらに，医療者は感情の動物である人間であり，一人の人間としての自尊感情があり，まして，それぞれに専門職者としてのプライドがありますので，これらに配慮したコミュニケーションが必要です．

- そこで，コミュニケーションを用いる上では一般的な注意点として表10の要点に注意する必要があります．チーム医療の実践におけるコミュニケーションをチームリーダーとメンバーそれぞれに置き換えてみると表10のとおりになります．

- コミュニケーションが効率的に機能するチーム実践では，個々のメンバーの力が最大限に活用され予想を超える実践が可能になる場合があります．一人の優秀なメン

表10 コミュニケーションルール

要点	リーダーの役割	メンバーの役割
「Closed-loop」のコミュニケーション	メッセージや順序，オーダーをチームに伝える．メンバーからの明確な応答とアイコンタクトを確認する．一人のメンバーに対し，複数の指示をしない．指示遂行をメンバーの口から聞いた後に次の仕事を与える．	リーダーに対して明確な返答とアイコンタクトで指示を了解したことを伝える．メンバーはいつ始め，いつ完了したかをリーダーに告げる．
明確なメッセージ	メッセージは落ち着いてはっきりとした口調で伝える．メンバーにはっきりした口調で話すよう促す．怒鳴ったり叫んだりするとチームの対話力は弱まる．不明瞭な言動は薬剤投与ミスにつながる．	薬剤オーダーは復唱する．少しでも疑問に感じたら質問する．復唱は落ち着いてはっきりとした口調で伝える．
明確な役割と責任	明確にチームメンバーにすべての役割を割り振る（重複したり，抜けてしまう重要な仕事を避けるため）．	自分の力量に応じた仕事を見つけて動く．自分の力量以上の役割であればリーダーに告げる．
自分の限界を知ること	自分の能力や力量を超える場合，援助を求める．蘇生がスムーズに進行しない場合，専門家や経験者の援助を求める．	自分の能力や力量を超える場合，援助を求める．蘇生がスムーズに進行しない場合，専門家や経験者の援助を求める．
知識の共有	なかなか蘇生できないときは，メンバーと話をし，情報，アイデア，提案を求める．	他のメンバーとも情報，アイデア，提案を共有する．

表10 コミュニケーションルール（つづき）

要点	リーダーの役割	メンバーの役割
建設的な介入（対立しない）	蘇生中，メンバーからより優れた提案があれば，取り入れる．	自信を持って，提案をする．他者が誤っていると感じたら，質問する．
再評価と要約	記録を元に，途中経過を要約し，今後の方向性やこの後の数ステップを周囲に伝えること．再評価を行い，必要と判断すれば治療戦略を変更する．	患者の容態変化が考えられるとき，モニタリングの数や回数を増やす．
相互の尊重	親しみやすい穏やかな口調で話す．怒鳴らない．正しく遂行された仕事は「ありがとう」と認める．周囲にも関心を持つ（自分の事だけに没頭しない）．	親しみやすい穏やかな口調で話す．怒鳴らない．正しく遂行された仕事は「ありがとう」と認める．周囲にも関心を持つ（自分の事だけに没頭しない）．

バーだけが奮闘しても急変時対応を迅速に進めることは難しいですが，一定の知識とスキルを持ったメンバーがコミュニケーションを介して有機的に機能することで，最善の対処が可能になります．

● 「患者急変対応コース for Nurses」では SBAR を含めて，**言語的コミュニュケーションが重要なポイント**です．

明確な役割分担

- 急変時にはいくつかの処置やケアが重なります．そこに対応メンバーが急遽集合したときにそれらの役割分担が重複したり，抜けがあると効果的なチーム実践ができません．そこで，チームメンバーが集合したときに，**だれがなんの役割をするかを**，リーダーが**決定**します．

- 急変の状態により対処内容は変化しますので，必要な役割も変わります．リーダーは，その場面で必要となる急変時対応内容を予測して，コミュニケーションのルールを用い，メンバーへ役割を分担します．「**Aさん，気管挿管してください．Bさん，静脈路確保してください…**」のように，だれに何を分担するのかを明確に伝えます．

- 急変時の役割分担のポイントに，**処置内容とメンバーの位置する場所の判断**があります．患者さんの頭側にいる人は，気管挿管の役割，足元にいる人は記録の役割，体側にいる人には静脈路確保の役割を分担するという方法があります．処置がしやすい役割分担をするということになります．一方では，メンバーからは「自分が○○の役割をします」というリーダーへの意思表示を可能にします．

> 4　必要なスキル

基本的な記録の仕方

- 患者急変時の記録は**経時記録**が用いられます．

- **記録の内容**は，患者さんの状態と医療者の対応です．
  - **患者さんの状態**
    迅速評価・一次評価・二次評価で観察した状態
    医療者の行った処置に対する患者さんの反応
  - **医療者の対応**
    看護師が迅速評価・一次評価・二次評価に基づいて行った対応の内容
    例）患者さんへの直接的な身体ケア
    　　看護師が観察した結果をリーダー看護師や医師に報告した内容とそこで受けた指示内容
    実施処置内容
    例）末梢静脈ラインの確保
    　　気管挿管の実施
    　　薬剤の投与

- **記録をするタイミング**
  - 急変に気付き，迅速な対応を開始しなくてはならない

場合は，記録をする時間がありません．この場合は，メモをとっておき，応援チームが集まり，対応の役割分担が決まってから記録を開始します．
- すぐに処置対応が必要でない状態変化の場合は，できるだけ速やかに観察事項を記録します．

● 記録のポイント

- 記録内容はすべて事実のみを記載します．推測は含めてはいけません．また，記録の中にアセスメントを記載する場合は，事実と記録者の考えが明確に区別できるようにします．
- 記録担当者が決定したら，チームメンバーは行った処置，観察事項を明確に記録者に伝達しなければなりません．記録者は，急変対応の一連の事実（患者の状態と処置内容）を掌握し，必要時はいつでも情報提供ができるように記録を進めることになります．
- 記録するべき内容は，迅速評価，一次評価，二次評価の観察内容と実施処置の内容とその反応ですから，「患者急変対応コース for Nurses」の「気付き」のポイントにそって記録することで，記載の漏れを防ぐことができます（表11）．

表11 記録例

時間	記載内容	
12：30	A氏よりナースコールがあって訪室する．患者はベッド上で柵にもたれて座っている．声掛けに反応なし．顔面蒼白．口唇チアノーゼあり．呼吸促迫であった．	迅速評価
12：35	ナースコールで応援要請をした．ベッド上に臥床させる．橈骨動脈で微弱拍動触知できる．看護師Bが主治医CへA氏が急変し，声掛けに反応なし，顔面蒼白，口唇チアノーゼ，呼吸促迫であることを報告しすぐ診察をすることを要請した．	応援要請 一次評価 医師へ報告
12：40	モニター装着しHR 112回/分サイナスリズム．酸素マスク5 L/分開始．血圧70 mmHg触診．SpO_2 85％．意識レベルJCS Ⅲ-100，輸液ラインを右上肢に20 Gで確保しラクテック開始した．	初期対応 二次評価 医師へ現状までのサマリー伝達
12：50	主治医C来棟する．酸素，輸液開始の報告と，現在の状態報告をした．HR 88回/分，血圧は橈骨動脈で触知できず大腿動脈，頸動脈の脈拍を触知する．SpO_2 80％，意識レベルⅢ-200	
12：55	輸液を全開で投与するが血圧上昇しない．ドーパミンの指示により，輸液ルート側管より4 mL/hで開始した．	実施処置の内容と反応
13：00	気管挿管し，人工呼吸器装着する．F_IO_2 1．SpO_2 90％，血圧80mmHg触診，HR90回/分．瞳孔径3 mm/3 mm 対光反射＋/＋	

︙

5

コースの概要

コースの意義

- 患者急変はいつでもどこでも起こりうる危機的状況です．患者・家族そして社会は，医療機関の職員に患者急変という危機的状況に迅速かつ適切に対応できることを期待しています．そして医療者はその期待に応える必要があります．

- このコースは，これまで指導・学習が難しかった**急変の「気付き（エキスパートが行う異常のキャッチ）」を体験学習で習得すること**を目指しています．医療機関に勤務する看護師を対象に，
    - 患者急変および急変の兆候（サイン）を予測・気付く能力が向上する，
    - 患者急変におけるチームダイナミクスの効果を理解し，チームリーダーあるいはメンバーとして機能できることを目的としたシミュレーション学習カリキュラムです．

コースの意義

- このコースでは，**急変時の処置や処置介助に対するスキル獲得ではなく，急変を早期に発見できるようになること**に重点をおいています．まず，ケースディスカッションにより気付きの思考回路を形成する「**気付きセッション**」，その後の気付きの再確認とそれに引き続く救急処置のチームアプローチをシミュレーションにより経験する「**チームアプローチセッション**」とで構成されています（図8）．

- **それぞれのセッションで3回のシミュレーションを行う**ことで，気付きの思考回路獲得およびチームアプローチ（行動）を習得するよう，シミュレーションを体験します．これまでの学習法とはまったく異なった新しいアプローチを体験してください．

- このコースを修了した受講生が，患者急変対応能力を向上させ，臨床に役立ててくださることを願っています．

⑤ コースの概要

オリエンテーション

ビジュアル&ディスカッション

気付きセッション

成功体験
↓
満足感

ビデオを見て受講者から発見した異常・気付きを言語化してもらう．新しい課題を提示し，その視点で同じビデオを見る．その視点に沿った情報の分類とアセスメントを再度ディスカッション．

ディスカッション

ディスカッション

ディスカッション

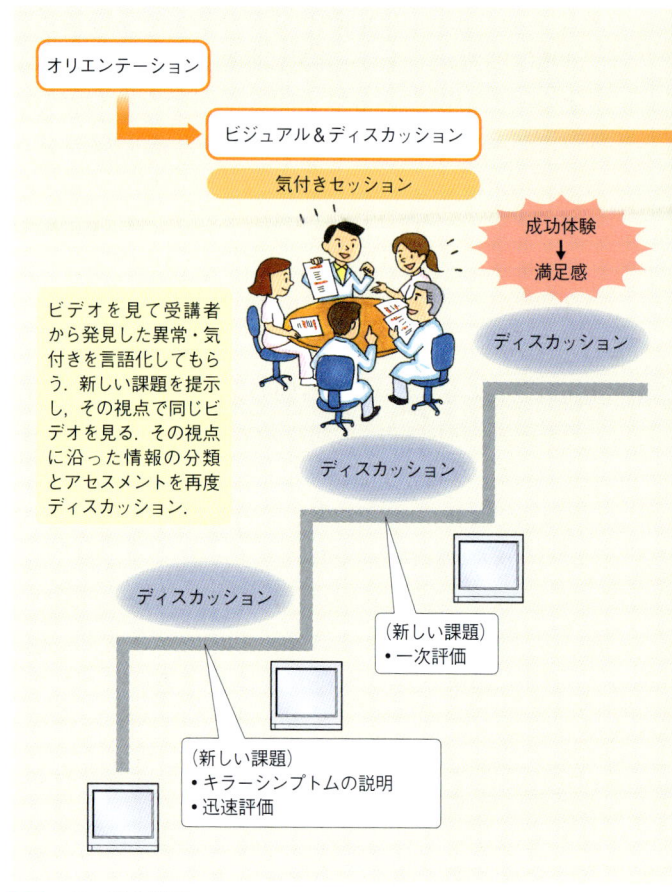

（新しい課題）
・一次評価

（新しい課題）
・キラーシンプトムの説明
・迅速評価

図8　コースの概要

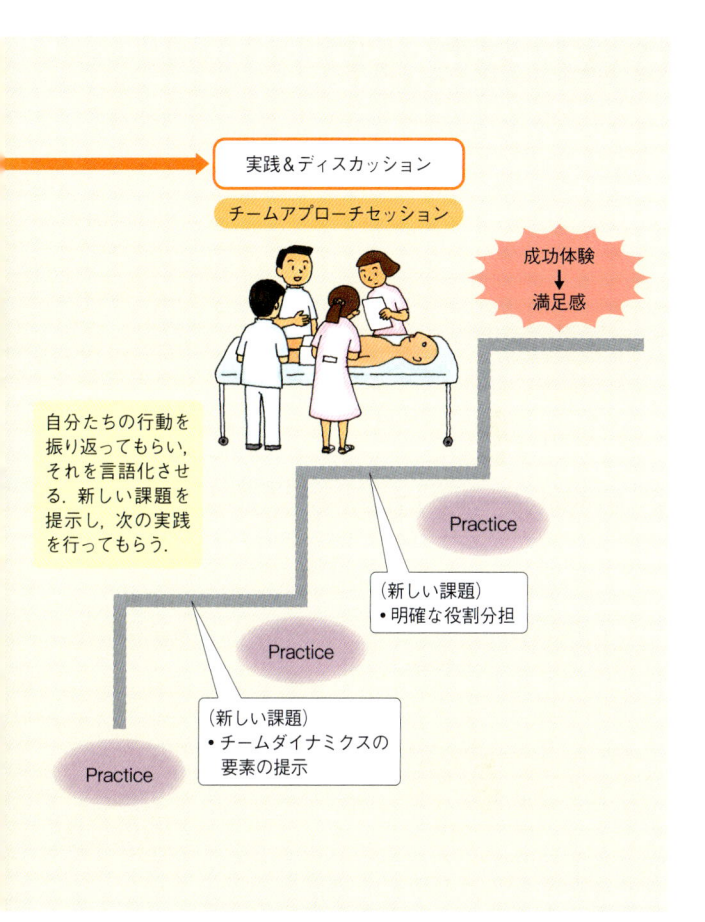

コースの意義

実践&ディスカッション

チームアプローチセッション

成功体験
↓
満足感

自分たちの行動を振り返ってもらい，それを言語化させる．新しい課題を提示し，次の実践を行ってもらう．

Practice

（新しい課題）
- 明確な役割分担

Practice

（新しい課題）
- チームダイナミクスの要素の提示

Practice

73

⑤ コースの概要

受講にあたって

学習のポイント

- 患者急変に適切に対応できるようになるためには、いくつかの思考・行動パターンを順に身につけていく必要があります。その中でまず最初に必要となる思考・行動パターンは、
    - ① **迅速評価**：患者と接したとき、まず迅速評価を行う．
    - ② **気付き**：キラーシンプトムに気付くことができる．
    - ③ **初動態勢**：キラーシンプトムを認める場合のアクションプランを思い出す．
    - ④ **行動**：アクションプランに従って行動する．
  であり、本コースの最初の目標はそのスキルを身につけることにあります．

- ①〜④のスキルを身につけるには、イメージトレーニングと実際に体を動かす訓練を繰り返し何度も行うことが有用です（本コースで行います）．本コースを受講する際には、このテキストで①〜④について事前に理解

しておいてください.

- ①〜④ の内容は本コースだけで学習することではなく,看護師として日頃から学習することもできます.学習のポイントは,業務で知らないこと・わからないことに遭遇したり気がついたら,速やかに資料や教科書で調べること,自分や他人の経験(学会での発表などから得た経験も含む)を振り返り,安全で標準的な医療・ケアを提供するための教訓を引き出し,それを日常的に実践することです.このガイドブックによる学習やコースの受講を契機に,日常業務の中からも確実なスキルを身につけていきましょう.

- 次に,本コースの受講にあたって,このコースの学習目標,受講の前提条件,終了の基準(到達目標),事前に学習しておくべきこと,についてまとめてあります.受講の前にしっかり認識,準備しておくことで,スムーズにレッスンに入っていけると思います.

⑤ コースの概要

コースの学習目標

- 心停止につながりかねない意識状態の変化と心肺危機（これらの兆候を「キラーシンプトム」と呼ぶ）を感覚で認識できる．
  - **!Point** キラーシンプトムと迅速評価による患者急変への気付き

- 患者急変を言語化し，院内救急システムを作動する．
  - **!Point** SBAR による報告と ALS チーム，迅速対応チーム（RRT）の要請（38 ページ参照）

- ALS チーム，迅速対応チームが到着するまで，その場に居合わせた医療者で一次評価と救急処置を行い経過記録をとる．
  - **!Point** チームコミュニケーションの活用

- ALS チーム，迅速対応チームが到着したら，それまでの経過を要約して伝達し，ALS チーム，迅速対応チームのメンバーとして実践する．
  - **!Point** SBAR による報告とチームコミュニケーションの活用

コースを受講する前提条件

- 病院に勤務する看護師で,急変対応の経験があるか,急変対応の場面を見たことがあること.

- AEDの使用法を含むBLSの受講歴があること(AHAのBLS,普通救命講習,地域や病院などで行われる一次救命講習など).

- 事前学習の課題が終了していること.

コースを終了する基準

- キラーシンプトムを事例から判読することができる.

- 気付きの内容をSBARにそって情報伝達ができる.

- 迅速評価により,「呼吸の状態」「末梢循環の状態」「外見・意識状態」を判断でき,症状を整理して説明ができる.

- 一次評価により症状を整理し病態を分類して述べることができる.

- 「チームコミュニケーションの要素」と「明確な役割分

担」を知り，救急対応のシミュレーションに活かすことができる．

事前学習

- **このガイドブックに事前に目を通しておくことにより**，急変を気付くことの必要性，キラーシンプトム，迅速評価，一次評価についてを理解しておく．

- 一次救命処置の内容を復習しておく．

MEMO

コースの進めかた

オリエンテーション

- 最初に以下のような説明があります．

- コースの目的は次の2つです．
  - 患者の変化する状態（急変）の前駆症状を効果的に発見できる観察方法を習得する．
  - 急変時対応に有効なチーム実践力を習得する．

- コース構成は，「気付きセッション」と「チームアプローチセッション」の2部構成です．

- 気付きセッションでは，頭の中でメンタルシミュレーションを行います．見て感じたことを発言して進行します．インストラクターは知識・技術の解説は行いません．DVDのナレーションにそって進行していきます．

- チームアプローチセッションでは，シミュレーターを用い，急変対応をグループメンバーで行います．

気付きセッション

- 事例の動画を視聴し,患者の状態を評価します.その内容をボードに書き出します.記載は受講生の中の一人が行います.

- 評価は3回行います.各回の終了ごとに提示される評価に必要なエッセンスを踏まえた評価をします.
  ① 自由に評価します.
  ② キラーシンプトムと迅速評価を学習した後に再度患者状態の評価をします.
  ③ 一次評価を学習した後に再度患者状態の評価をします.

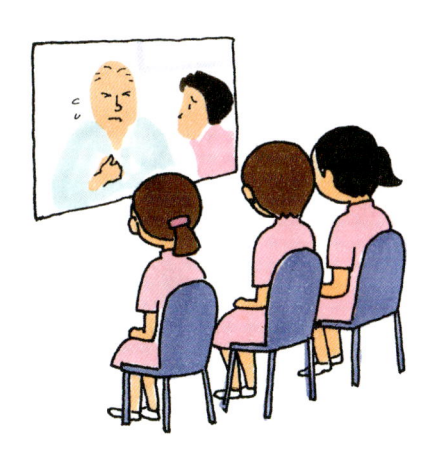

チームアプローチセッション

- 気付きセッションで評価した事例に対する救急処置の実践を行います．

- 3回の実践を行います．各回の終了ごとによりよいチーム実践のエッセンスをインストラクターが提案し，それを踏まえた実践を行います．
  ① 自由に実践（シミュレーション）します．
  ② チームダイナミクスの要素を学習後，再度実践（シミュレーション）します．
  ③ 役割分担の学習後，再度実践（シミュレーション）します．

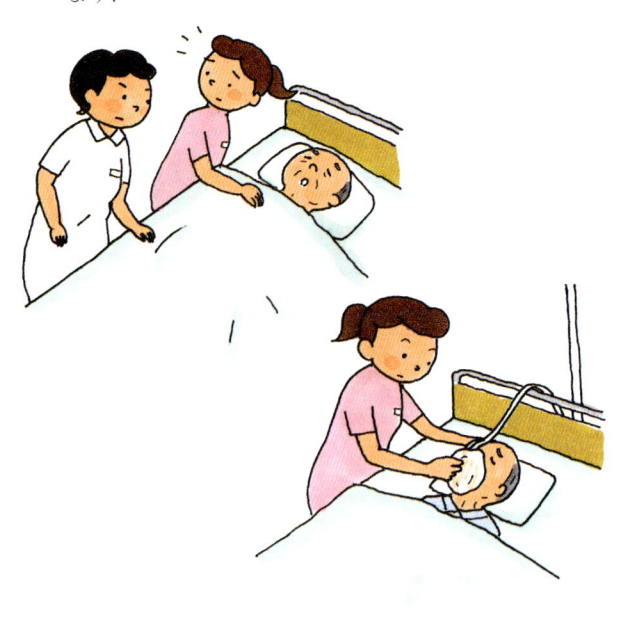

コーススケジュール例

- 典型的なコーススケジュールの一例を示します（**表12**）．約2時間のコースですが，受講前におおよそのスケジュールを頭に入れておくと，落ち着いて受講できると思います．

表12 コーススケジュール例

内容	所要時間
開始挨拶・オリエンテーション	5分
気付きセッション（ケースディスカッション）	総計45分
セッション内容の説明	5分
ビデオ①	12分
ディスカッション	
ビデオ②	12分
ディスカッション	
ビデオ③	12分
ディスカッション	
気付きセッション振り返り	4分
休憩	10分
チームアプローチセッション	総計52分
導入・セッション内容の説明	5分
シナリオシミュレーション①と振り返り	10分
シナリオシミュレーション②と振り返り（モニター使用）	15分
シナリオシミュレーション③	10分
チームアプローチセッション振り返り 全体の振り返り・アンケート記入	12分
終了挨拶	3分

6

ケースシナリオに
チャレンジ

6 ケースシナリオにチャレンジ

- ここに示す4つのシナリオは,コース用に撮影されたビデオのシナリオの一部です.一通りこのテキストに目を通した上で,受講前の予習としてチャレンジしてみてください.

- 臨床実践の場面では,このシナリオのようなケースに出会うことは珍しくありません.決してすべてが一分一秒を争う状態ではないかもしれません.

- それぞれに,可能性のある原因があげられています.おのおのが肯定または否定される理由と,肯定される場合には,放置したなら,どのような状態変化が予測できますか? さまざまな可能性をその根拠とともにあげてみましょう.

ケースシナリオ ❶

Aさん：73歳男性

糖尿病でかかりつけでしたが，食欲低下と胃の不快感が持続するため入院しました．今日は，胃内視鏡の検査が予定されています．

朝，受け持ち看護師が検査の予定を説明に行ったところ，いつも大声で返事をするAさんが，ベッドの中から起き上がらずに，若干の体動をするのみでした．受け持ち看護師は，眠いのかな…と判断し，他の患者さんのラウンドをしたあと，最後にもう一度ラウンドすることにしました．

30分後，再度訪室しましたが，カーテンが閉まったままで，声をかけても返事がありません．

1. 検査が不安である．
2. 食事が中止となり，空腹である．
3. 意識障害が起きている．
4. 低血糖発作が起きている．
5. 高血糖症状になっている．

MEMO

ケースシナリオ ❷

Bさん：53歳男性

食事を下膳しようと訪室しましたが，ベッドアップしているもののテーブルには食事と食後薬が残されていました．声をかけてもこちらを向く様子はなく，返答もありません．両腕をオーバーテーブルにのせ，上半身を支えているように見えました．近寄ってみると，呼吸の仕方が，いつもと違っているように感じました．

1. 喘息などの呼吸障害が起きている．
2. 腹痛がある．
3. 意識障害が起きている．
4. 腰痛がある．
5. 難聴が発生した．

MEMO

ケースシナリオ ❸

Cさん：48歳男性

骨折のため緊急入院し，手術を受けました．術後2日目の経過は良好で，抗生物質の投与も明日から内服に変更です．

昼食が終わり下膳に訪室すると，顔面が紅潮しているように見えました．Cさんは体を掻きながら，「痒い」と訴えました．

1. 入浴できないため掻痒感が増強している．
2. 何かの虫に刺された．
3. 食事のアレルギー反応が起きた．
4. 抗生物質のアレルギー反応が起きた．
5. 掻破による機械刺激で発赤が拡大している．

MEMO

ケースシナリオ ❹

Dさん：69歳男性

糖尿病と胃潰瘍の既往歴があります．1週間前から体調不良を訴え，昨日入院しました．

入院後の症状は軽快していましたが，昼食が終了したところで訪室すると，座位になり上腹部から前胸部をさすっている姿がありました．顔をしかめる様子があります．

1. 胃痛が起きている．
2. 虚血性心疾患による発作が起きている．
3. なんらかの強い痛みが生じている．
4. 食事による高血糖症状が起きている．
5. 横になれない呼吸苦がある．

MEMO

付

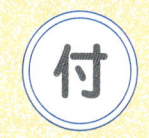

- 「患者急変対応コース for Nurses」における学習とインストラクションへの指針
  - キラーシンプトムの気付きのためのインストラクション
- 参考図書

「患者急変対応コース for Nurses」における学習とインストラクションへの指針

　患者急変に適切に対応できるようになるためには，いくつかの思考・行動パターンを順に身に付けていく必要があります．その中でまず最初に必要となる思考・行動パターンは，1) 迅速評価，2) 気付き，3) アクションプランの想起，4) プランに沿った行動で（表1），「患者急変対応コース」の最初の目標はそのスキルを身に付けることにあります．1) から 4) のスキルを身に付けるには，イメージトレーニングと実際に体を動かす訓練を繰り返し何度も行うことが有用です（本コースで行う）．本コースを受講する際には，このテキストで 1) から 4) について事前に理解しておいてもらう必要があります（事前学習で mental change，コースでは behavioral change を達成する）．

　表1の内容は本コースだけで学習することではなく，看護師として日頃から学習すべきものです．学習のポイントは，業務で知らないこと・わからないことに遭遇したり気が付いたら早いうちに資料や教科書で調べること，自分や他人の経験（学会での発表から得た経験も含む）を振り返り，安全で標準的な医療・ケアを提供するための教訓を

表1 患者急変対応で最初に必要となる思考と行動パターン

1) 迅速評価	患者と初めて接した時,まず迅速評価を行う
2) 気付き	キラーシンプトムに気付くことができる
3) 初動態勢	キラーシンプトムを認める場合のアクションプランを思い出す
4) 行動	アクションプランに従って行動する

引き出し,それを日常的に実践することです.

表1の内容は一般化すればCheck(迅速評価という「評価」),Analyze(キラーシンプトムへの気付き),Plan(アクションプランの想起),Do(アクションプランの実行)と表現できます(CAPD:キャプドゥー).PDCAサイクルといえば質管理の基本的な考え方としてよく知られていますが,患者急変のように突発した問題を早期に解決しなければならない場合はCAPDサイクルが有用です.CAPDサイクルは問題が解決できるまで(患者急変ではできるだけ早く一次評価を終了すること)クルクルと何度も回します.そのためには「Do」したあとは必ずその結果を再評価(Check)することが必要になります.

患者急変時に迅速対応態勢をすばやく「ON」にするためには,表1にまとめた一連のスキルを自動的に実行できるようになるまで繰り返し練習します.学習とインストラクションの原理は,アメリカ心臓協会(AHA)のBLSコースと同様です.

迅速対応態勢を「ON」にした後は,表2にまとめた知識,

付

表2 迅速対応態勢を「ON」にした後に必要な知識とスキル―医療タスク遂行能力の構造

1. 知識
  医学知識・セオリー（広さと深さは学習と経験に応じて異なる）

2. 知的スキル
  ① 観察し評価できる（観察結果を医学用語で表現できる）
  ② 評価に基づき病態を同定できる
  ③ 同定した病態を改善する方法・原理を適用できる
  ④ 個々の患者に特有な問題解決プランを生成できる

3. 技術的スキル
  ① 静脈確保ができる
  ② モニター心電図を装着できる
  ③ マニュアル除細動器を使用できる
  ④ CPRができる
  ⑤ SBARに基づいた報告ができるなど

4. 2の④で生成した問題解決プランをチームで遂行するスキル
  ① チームダイナミクスの要素を実行できる
  　1. 明確なメッセージの伝達と確認，遂行の報告（クローズドループコミュニケーション）：リーダーはメンバーに口頭で指示を伝える，メンバーは口頭で確認する，メンバーは指示を実施したら口頭でリーダーに報告する
  　2. 明確な指示：リーダーはメンバーにはっきりと話す
  　3. 明確な役割分担と役割の責任ある遂行：重複のない効率的・効果的な役割分担，能力やスキルを超える作業を引き受けない
  　4. 自己の限界を認識する：人手が不足する場合は早期に支援を要請する
  　5. 情報の共有化：リーダーの見落とし，思い込みをチーム全員で是正する
  　6. 建設的な介入：患者の予後を最善化するためのアイデアを出し合う，誤った薬物投与や能力を超えたスキル実施を止める
  　7. 再評価とまとめ：リーダーは定期的に患者の状態，実施した処置，その結果の評価についてチームに伝える
  　8. お互いの尊重：落ち着いた友好的な態度・口調でコミュニケーションをとる
  ② メタ認知能力（自分で自分の思考・行動をモニタし評価・修正する能力）

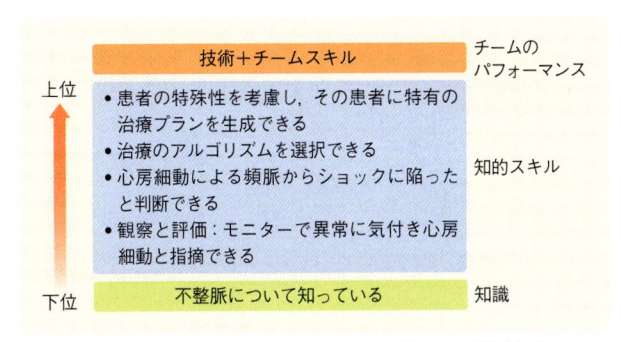

「患者急変対応コース for Nurses」における学習とインストラクションへの指針

```
                技術＋チームスキル              チームの
                                              パフォーマンス
上位  ・患者の特殊性を考慮し，その患者に特有の
        治療プランを生成できる
      ・治療のアルゴリズムを選択できる
      ・心房細動による頻脈からショックに陥った    知的スキル
        と判断できる
      ・観察と評価：モニターで異常に気付き心房
        細動と指摘できる
下位            不整脈について知っている          知識
```

図1 医療タスク遂行能力の構造―心房細動による頻拍からショックに陥った患者の場合

　知的スキル，技術的スキルおよびチームで問題解決プランを実施するスキルが必要になります．とくに知的スキル（表2の2）は最下位の①から最上位の④の順番に，よく理解しながら練習し，脳にイメージを定着させる必要があります．また知的スキルを学習する際は，そこで使われる知識を事前に獲得しておく必要があることを理解してください．例として，心房細動による頻脈でショックに陥ったケースにおける知識，知的スキルとチームのパフォーマンスの構造を図1に示します．このケースは ACLS の不安定な頻拍に該当しますが，表2に示した高度な医療タスクの遂行能力の獲得には，BLS とは異なる学習とインストラクションを必要とします（原理は AHA の ACLS コースと同様）．

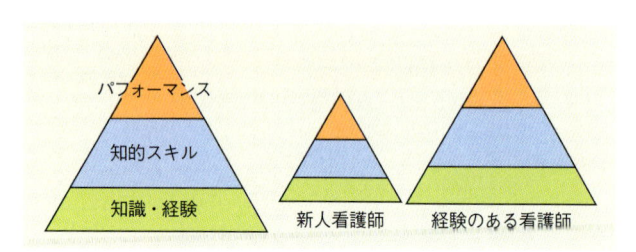

図2 知識・経験，知的スキルとパフォーマンスのピラミッド構造

　図1は「知識」を底辺とし，「チームのパフォーマンス」を頂点とする三角形（ピラミッド）とみなすことができます（図2）．知識と経験はお互いに強化しあう関係にあるので，ペアとして考えます．医療チームあるいは医療者個人のパフォーマンス（安全・確実に医療タスクを遂行する能力）は，知的スキルを省略して身に付けることはできません．また知的スキルは知識と経験が豊富なほど構築しやすくなります．このように考えると，「患者急変対応コース」という同じ教材を用いるコースでも，受講者の知識と経験あるいはすでに獲得している知的スキルとパフォーマンスの差に応じて，ゴール設定とインストラクションの方法をフレキシブルに設定する必要性が理解できると思います．

　また「患者急変対応コース」で効果を上げるには，受講者のレベルをそろえておくほうが有利になります．受講者のレベルに応じて学習効率と効果を最大化するスキルを学

習しインストラクターとしての能力を獲得するには，International Board of Standards for Training, Performance and Instruction（ibstpi）の「Instructor Competencies」に基づき製作されたAHAの「Core Instructor Course」を受講することをお勧めします．

キラーシンプトムの気付きのためのインストラクション

　キラーシンプトムの気付きは，多くの病態を観察する経験を重ねることで，習得することもできます．しかし，長い学習期間を要することや，学習の機会によって学べる人とそうではない人ができてしまいます．そこで，シミュレーションによって体験知を増やしていくことが，本コースの目的です．本コースの中で，経験を（模擬経験）蓄積することがキラーシンプトムを気付く力を養います．経験の蓄積量がすべて実践力に反映するとは限りません．その理由は，本コースが模擬体験を提供する中で，学習者がmental change をすることではじめて学習が完了することにあります．どんなに経験をしても，学習者の知恵として定着しなければ，実践に応用することができません．そこで，重要な鍵をもつのが，本コースの学習をサポートするインストラクターです．シミュレーションすることで，学習者が経験することを，知識と統合させ，知恵として学習者の中に定着させる役割があります．

　キラーシンプトムは急変や死に結びつく可能性のある危険な兆候のことで，呼吸・循環障害が多くの原因を占めていて，呼吸・循環障害の症状が，少しの変化として患者から発せられるものです．究極的には死の前兆を意味する症状です．もしくは，ショック状態の前兆です．ゆえに，キラーシンプトムの一つひとつを丸暗記する必要はなく，学

キラーシンプトムの気付きのためのインストラクション

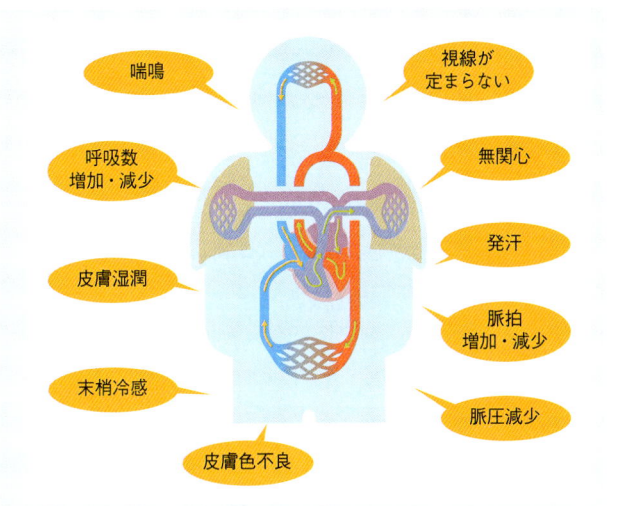

図中のラベル：
- 喘鳴
- 視線が定まらない
- 呼吸数増加・減少
- 無関心
- 発汗
- 皮膚湿潤
- 脈拍増加・減少
- 末梢冷感
- 脈圧減少
- 皮膚色不良

キラーシンプトムと循環動態の関連性を説明できる学習が必要

習者が気付いた兆候—キラーシンプトムを生体の循環動態にそって意味づけができるようにインストラクションすることになります（図）．

　学習者の経験の量，生理機能の知識の差によって，シミュレーションの経験を統合できる量は変化します．単なるスキルトレーニングのシミュレーション学習との相違として，mental change をゴールとするキラーシンプトムに気付くための本コースは，既存の学習過程で学習方法が限られていた CAPD サイクルの C/A プロセスを強化できる学習です．

参考図書

患者急変対応に関するもの

- 石松伸一:看護師・研修医のための急変対応101の鉄則—見抜ける・救える・後悔しない.121頁,照林社,2008
- 日本看護協会教育委員会:急変時のアセスメントと看護—新人ナース・指導者必携!看護技術DVD学習支援シリーズ,55頁,インターメディカ,2007
- 高橋章子:Emergency Nursing Note—急変対応看護手帳.95頁,メディカ出版,2006
- 山勢博彰,早坂百合子:急変・救急時看護スキル—その根拠とポイント.376頁,照林社,2004
- 高橋章子:救急看護Q&A—初療・急変対応がよくわかる.Q&Aブックス,271頁,照林社,2000
- 寺師榮,中谷茂子:症状別・疾患別救急看護アセスメントマップ.294頁,日総研出版,2000
- 内野滋彦:Rapid Response System(RRS)とは? 医療の質・安全学会誌 2008;3:33-37.

インストラクションに関するもの

- 鈴木克明;教材設計マニュアル—独学を支援するために.198頁,北大路書房,2002
- 日本教育工学会:教育工学事典.589頁,実教出版,2000

索引

和文索引

あ行

アナフィラキシーショック　41
異音　39, 40
意識障害　38
意識状態　48
意識の異常　42
一次評価　17, 33, 48
医療タスク遂行能力　94
インストラクション　92, 98
インストラクター　97
院内救急体制　10, 12, 24
応援　44
　——の要請　45
思い込み　47
オリエンテーション　80

か行

外見と意識の異常　42
下顎呼吸　40
学習のポイント　74
看護師の役割　26
患者急変　2
患者急変対応　20
陥没呼吸　39
危険な兆候　32
気付き　22, 29, 70, 98
気付きセッション　81
救急カート　45
救急処置　58
急変　26, 33
　——対応チーム　61
　——の前兆　35
　——の第一報　56
キラーシンプトム　22, 33, 39, 98
記録　66
緊急度　48
緊張性気胸　38
経時記録　66
頸動脈　41
血液ガス　52
高度な緊急治療　6, 20, 37
コーススケジュール　83
コースの意義　70
コースの概要　72
コードブルー　56
呼吸の異常　39
コミュニケーション・スキル　29
コミュニケーションルール　63

101

さ行

雑音 39
酸素投与 45
姿勢 42
シミュレーション 71, 98
循環の評価 50
ショック 16, 19, 41, 50
初動態勢 6, 11, 15, 24, 35
心筋梗塞 19
人工呼吸 50
迅速対応態勢 7, 10, 24, 93
迅速評価 16, 33, 39, 44
心肺停止 34
心房細動 95
診療録 35
スタットコール 56
爪床圧迫テスト 41
足背動脈 41

た行

対応の質 2
チアノーゼ 41
チームアプローチセッション 82
チームコミュニケーション 29, 61
通報 56
橈骨動脈 41
動脈血ガス分析 53
動脈血酸素飽和度 40, 48
ドクターハリー 56
トリアージナース 47

努力様呼吸 39

な行

二次評価 33, 52

は行

敗血症 41
バイタルサイン 48
皮膚の蒼白 41
表情 42
頻呼吸 40
腹腔内出血 38
ブランチテスト 41
ヘモグロビン濃度 53
ヘルスケアプロバイダー 37
報告 56
ポータブル X 線撮影 52

ま行

末梢血液検査 52
末梢循環の異常 41
末梢循環不全 41
脈拍 41
メンバーシップ 61
毛細血管再充満時間 41
モニター 45, 58

や行

役割分担 65
有害事象 8
用手的気道確保 50
予期せぬ死亡 8, 33, 34
予期できる死亡 8

ら行

リーダーシップ 61

冷感 41
冷汗 41
連絡 56

欧文索引

数字

5W1H 57
12誘導心電図 52

欧文

ABCDE 16, 46, 48
ACLS 37
　——コース 37
ALS 11, 20, 37
　——チーム 6, 36
behavioral change 92
BLS 37
CAPDサイクル 93, 99
Core Instructor Course 97
ICLS 11
　——コース 37
mental change 92, 98
MET 38
PDCAサイクル 11
RRS 7, 24
RRT 38
SAMPLE 53
SBAR 17, 46, 57
SpO_2 40, 48

患者急変対応コース for Nurses ガイドブック

2008年11月12日　初版第1刷発行ⓒ　〔検印省略〕
2018年 2月28日　初版第7刷発行

監　修	日本医療教授システム学会
編　著	池上敬一　浅香えみ子
発行者	平田　直
発行所	株式会社 中山書店
	〒112-0006 東京都文京区小日向4-2-6
	TEL 03-3813-1100（代表）　振替 00130-5-196565
	https://www.nakayamashoten.jp/
装丁・DTP制作	臼井デザイン事務所
印刷・製本	三松堂株式会社

Published by Nakayama Shoten Co., Ltd.
ISBN978-4-521-73074-5　　　　　　　　Printed in Japan

- 本書の複製権・上映権・譲渡権・公衆送信権（送信可能化権を含む）は株式会社中山書店が保有します．
- **JCOPY** ＜(社)出版者著作権管理機構 委託出版物＞

  本書の無断複写は著作権法上での例外を除き禁じられています．複写される場合は，そのつど事前に，(社)出版者著作権管理機構（電話 03-3513-6969，FAX 03-3513-6979，e-mail: info@jcopy.or.jp）の許諾を得てください．

本書をスキャン・デジタルデータ化するなどの複製を無許諾で行う行為は，著作権法上での限られた例外（「私的使用のための複製」など）を除き著作権法違反となります．なお，大学・病院・企業などにおいて，内部的に業務上使用する目的で上記の行為を行うことは，私的使用には該当せず違法です．また私的使用のためであっても，代行業者等の第三者に依頼して使用する本人以外の者が上記の行為を行うことは違法です．